AF465893

DE L'EMPLOI

DES MOYENS

MÉCANIQUES

ET

GYMNASTIQUES

DANS LE TRAITEMENT

DES DIFFORMITÉS DU SYSTÈME OSSEUX.

DE L'EMPLOI
DES MOYENS
MÉCANIQUES
ET
GYMNASTIQUES
DANS LE TRAITEMENT
DES DIFFORMITÉS DU SYSTÈME OSSEUX ;

PAR MM. HUMBERT, PÈRE ET FILS,

MÉDECINS-ORTHOPÉDISTES,

Membres de plusieurs Sociétés savantes.

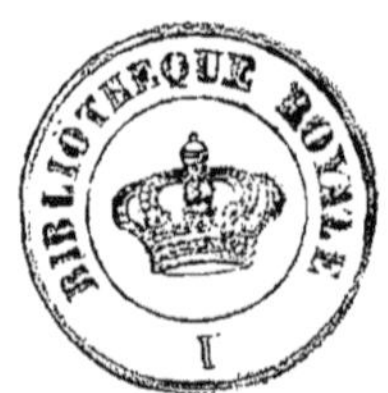

« Ingénieux que nous sommes à expliquer nos « revers autrement que par notre propre faute, « souvent nous en accusons les instrumens qui « nous ont servi et nous les rejettons. Mieux vau- « drait en accuser la manière dont nous nous en « sommes servis, profiter de l'expérience et ne pas « sacrifier à notre amour-propre les intérêts de « l'humanité. »

DESCRIPTION DES PLANCHES.

A BAR-LE-DUC,

Chez F. GIGAULT D'OLINCOURT, Lithographe, Imprimeur et Libraire-Éditeur, rue Rousseau, N. 19;

A PARIS,

Chez J.-B. BAILLIERE, Libraire, rue de l'Ecole de Médecine, N. 13 *bis*.

1836.

TABLE
DES EXPLICATIONS
DES
FIGURES ET PLANCHES.

N.os D'ORDRE POUR LE CLASSEMENT.

N.os D'ORDRE
POUR LE
CLASSEMENT.

6. . . . . PIÈCES EN CUIR
A PLACER SOUS LE CORSET ORDINAIRE,
POUR
UNE INCURVATION A GAUCHE.

7. . . . . LIT POUR UNE SCOLIOSE SIMPLE,
OU
LIT ORTHORACHIDIQUE
POUR UNE INCURVATION
LATÉRALE DROITE DU RACHIS (*RÉGION DORSALE*).

8. . . . . FAUTEUIL ORTHORACHIDIQUE
POUR UNE SCOLIOSE SIMPLE
OU
INCURVATION LATÉRALE DROITE DU RACHIS.
(RÉGION DORSALE).

9. . . . . LIT ORTHORACHIDIQUE
POUR UNE DOUBLE INCURVATION
DU RACHIS,
(LATÉRALE DROITE DE LA RÉGION DORSALE, LATÉRALE GAUCHE
DE LA
RÉGION LOMBAIRE).

10. . . . . FAUTEUIL ORTHORACHIDIQUE
POUR UNE DOUBLE INCURVATION
DU RACHIS,
(LATÉRALE DROITE DE LA RÉGION DORSALE,
LATÉRALE GAUCHE
DE LA
RÉGION LOMBAIRE).

11. . . . . LIT ORTHORACHIDIQUE
POUR UNE TRIPLE INCURVATION,
CERVICALE A DROITE,
DORSALE A GAUCHE ET LOMBAIRE A DROITE.

N.os D'ORDRE POUR LE CLASSEMENT.

12. . . . . **FAUTEUIL ORTHORACHIDIQUE**
POUR UNE TRIPLE INCURVATION,
CERVICALE A DROITE,
DORSALE A GAUCHE ET LOMBAIRE A DROITE.

13. . . . . **HYBOMÈTRE.**

14. . . . . **CASQUE.**

15. . . . . **LIT ORTHORACHIDIQUE**
POUR UNE SCOLIOSE DORSALE AVEC INCURVATION A GAUCHE,
SUR UN SUJET AGÉ DE TRENTE ANS,
Saillie du sternum désignée par la dénomination vulgaire
D'ESTOMAC DE CHAPON.

16. . . . . **FAUTEUIL ORTHORACHIDIQUE**
POUR UNE SCOLIOSE DORSALE AVEC INCURVATION A GAUCHE,
SUR UN SUJET AGÉ DE TRENTE ANS.
Saillie du sternum désignée par la dénomination vulgaire
D'ESTOMAC DE CHAPON.

17. . . . **FAUTEUIL ORTHORACHIDIQUE**
POUR UNE SCOLIOSE DORSALE
AVEC INCURVATION TRÈS-FORTE A GAUCHE.
Douleurs très-vives du cou et de la poitrine produites par la compression
DES NERS CERVICAUX,
ET GUÉRIES PAR LE REDRESSEMENT DE LA TÊTE
AU MOYEN DU CASQUE.

18. . . . . **LIT ORTHORACHIDIQUE**
POUR UNE SCOLIOSE DORSALE AVEC INCURVATION
TRÈS-FORTE A GAUCHE.
Douleurs très-vives du cou et de la poitrine produites par la compression
DES NERFS CERVICAUX,
ET GUÉRIES PAR LE REDRESSEMENT DE LA TÊTE
AU MOYEN DU CASQUE.

N.os D'ORDRE POUR LE CLASSEMENT.

19. . . . . LIT ORTHORACHIDIQUE

POUR UNE SCOLIOSE DORSALE AVEC INCURVATION A GAUCHE,

APLATISSEMENT

DE LA POITRINE DE DEVANT EN ARRIÈRE.

Convexité très-considérable de la partie moyenne des côtes,

20. . . . . FAUTEUIL ORTHORACHIDIQUE

POUR UNE SCOLIOSE DORSALE AVEC INCURVATION A GAUCHE,

Aplatissement de la poitrine

DE DEVANT EN ARRIÈRE,

CONVEXITÉ TRÈS-CONSIDÉRABLE DE LA PARTIE MOYENNE

DES COTES.

21. . . . . FAUTEUIL ORTHORACHIDIQUE

POUR UNE SCOLIOSE DORSALE AVEC INCURVATION A GAUCHE,

TORSION TRÈS-CONSIDÉRABLE DU TRONC.

Hanche du côté gauche portée en arrière; celle du côté droit, en avant;

DELA, CROISEMENT DES GENOUX,

DONT LE DROIT ÉTAIT ANTÉRIEUR ET LE GAUCHE POSTÉRIEUR;

PROGRESSION TRÈS-DIFFICILE.

22. . . . . LIT ORTHORACHIDIQUE

POUR UNE SCOLIOSE DORSALE AVEC INCURVATION A GAUCHE,

TORSION TRÈS-CONSIDÉRABLE DU TRONC.

Hanche du côté gauche portée en arrière; celle du côté droit, en avant;

DELA CROISEMENT DES GENOUX,

DONT LE DROIT ÉTAIT ANTÉRIEUR ET LE GAUCHE POSTÉRIEUR;

PROGRESSION TRÈS-DIEFICILE;

23. . . . . APPAREIL DE JOUR

POUR REMÉDIER AUX DIVERSES POSITIONS VICIEUSES

DES PIEDS

QUI SE TROUVENT PORTÉS EN DEHORS OU EN DEDANS.

N.os D'ORDRE POUR LE CLASSEMENT.

24. . . . . APPAREIL DE NUIT

POUR REMÉDIER AUX DIVERSES POSITIONS VICIEUSES

DES PIEDS

QUI SE TROUVENT PORTÉS EN DEHORS OU EN DEDANS.

25. . . . . FAUTEUIL ORTHORACHIDIQUE

POUR UNE CYPHOSE CERVICALE AVEC INFLEXION TRÈS-FORTE

DE LA TÊTE SUR LA POITRINE.

SCOLIOSE DORSLE

AVEC INCURVATION A GAUCHE. DÉJETTEMENT DU BASSIN

A DROITE.

26. . . . . LIT ORTHORACHIDIQUE

POUR UNE CYPHOSE CERVICALE AVEC INFLEXION TRÈS-FORTE DE LA TÊTE

SUR LA POITRINE.

SCOLIOSE DORSALE

AVEC INCURVATION A GAUCHE. DÉJETTEMENT DU BASSIN

A DROITE.

27. . . . . LIT ORTHORACHIDIQUE

POUR UNE CYPHOSE DORSALE, AVEC INCLINAISON

DE LA TÊTE EN AVANT.

28. . . . . FAUTEUIL ORTHORACHIDIQUE

POUR UNE CYPHOSE DORSALE, AVEC INCLINAISON DE LA TÊTE

EN AVANT.

29. . . . . LIT ORTHORACHIDIQUE

POUR UNE CYPHOSE DORSALE, COMPLIQUÉE DE SCOLIOSE AVEC INCURVATION

A DROITE.

Membres thoraciques portés en avant et en bas.

30. . . . . FAUTEUIL ORTHORACHIDIQUE

POUR UNE

CYPHOSE LOMBAIRE.

N.^{os} D'ORDRE POUR LE CLASSEMENT.

31. . . . . LIT ORTHORACHIDIQUE

POUR UNE

CYPHOSE LOMBAIRE.

32. . . . . LIT PORTATIF

OU DE DÉPART,

POUR UNE CYPHOSE LOMBAIRE.

33. . . . . FAUTEUIL PORTATIF

OU DE DÉPART,

POUR UNE CYPHOSE LOMBAIRE.

34. . . . . FAUTEUIL ORTHORACHIDIQUE

POUR UNE SCOLIOSE DOUBLE AVEC INCURVATION DORSALE A GAUCHE,

DORSALE ET LOMBAIRE A DROITE.

Double torsion du tronc qui portait la partie supérieure gauche en avant,

ET LA PARTIE INFÉRIEURE GAUCHE

EN ARRIÈRE.

35. . . . . LIT ORTHORACHIDIQUE

POUR UNE SCOLIOSE DOUBLE AVEC INCURVATION DORSALE A GAUCHE,

DORSALE ET LOMBAIRE A DROITE.

Double torsion du tronc qui portait la partie supérieure gauche en avant,

ET LA PARTIE INFÉRIEURE GAUCHE EN ARRIÈRE.

36. . . . . APPAREIL ORTHO-THORACIQUE

POUR UN VICE DE CONFORMATION

DU THORAX,

Formé par les cartilages des 2.e, 3.e, 4.e et 5.^{e}

COTES STERNALES.

37. . . . . APPAREIL ORTHO-PELVIEN

POUR

UNE DÉVIATION LATÉRALE DU BASSIN.

N.os D'ORDRE POUR LE CLASSEMENT.

38. . . . . CHASSIS ORTHO-PELVIEN

39. . . . . LIT ORTHO-PELVIEN
POUR RENVERSEMENT LATÉRAL ET TORSION
DU BASSIN,
AVEC INCURVATION ET TORSION DU RACHIS.
Rétraction de la cuisse sur le ventre et de la jambe
SUR LA CUISSE.

40. . . . . GOUTTIÈRE ARTICULÉE
POUR UNE
FLEXION DE LA JAMBE SUR LA CUISSE,
AVEC RAIDEUR
DANS L'ARTICULATION.

41. . . TORSION CONGENITALE DES PIEDS DES ENFANS.

MACHINE DE SCARPA.

42. . . . . DEVERSEMENT DU PIED,
SOIT EN DEDANS, SOIT EN DEHORS.

MACHINES OU INSTRUMENS DE DELPECH
EMPLOYÉS AU TRAITEMENT
DES
PIEDS-BOTS.

FIN DE LA TABLE

DES EXPLICATIONS DES FIGURES ET PLANCHES.

BATIS DE FAUTEUIL

pour le traitement

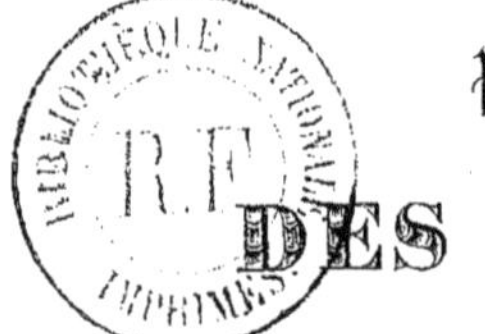

DES DIFFORMITÉS

EN GÉNÉRAL.

Explication des Figures.

FIG. 1.ère Plan, vu en dessus.

FIG. 2. Élévation géométrale prise sur la ligne *AB*, ou élévation vue par devant.

FIG. 3. Élévation géométrale prise sur la ligne *CD*, ou élévation vue à droite.

FIG. 4. Élévation géométrale prise sur la ligne *EF*, ou élévation vue par derrière.

Les mêmes lettres indiquent les mêmes objets dans toutes les figures.

A A et B B, montans du devant, formant pieds et soutenant les bras du fauteuil.

C C et D D, montans du derrière, formant pieds et supportant les travons ou pièces de couronnement K et L.

E et F, bras.

G et H, traverses latérales *(la traverse G n'a pu être représentée dans la planche; elle est parallèle à la traverse H.)*

I, traverse inférieure, derrière le fauteuil.

J, traverse supérieure, derrière le fauteuil.

K et L, travons ou pièces de couronnement.

M et N, esseliers.

O, siége.

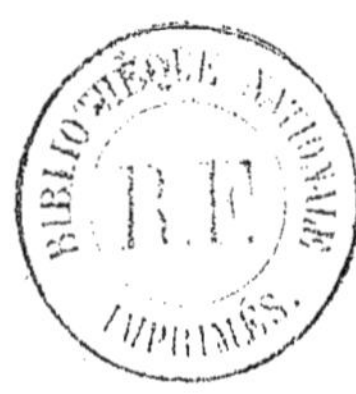

BATIS DE LIT

POUR LE TRAITEMENT

DES DIFFORMITÉS EN GÉNÉRAL.

Explication des Figures des Planches 1 & 2.

PL : 1.re FIG. 1.re Plan, vu en dessus.

PL : 1.re FIG. 2. Élévation géométrale sur la ligne *CD*, ou à droite du bâ *(pied du lit)*.

PL : 2.e Élévation géométrale sur la ligne *AB*, ou dans le sens de la longue du bâtis et de face.

Les mêmes lettres indiquent les mêmes objets dans toutes les figures des deux planches

A et B, montans de la tête du lit.

C et D, montans du pied du lit.

E, traverse supérieure, pour maintenir l'écartement des montans C et D.

F, traverse supérieure, pour maintenir l'écartement des montans A et B.

G et H, longues traverses mobiles, destinées à supporter une partie des appare pour le traitement des difformités.

I et J, boîtes recevant l'extrémité pivotante des longues traverses mobiles. *(La pièce I n'est pas visible dans les plans dressés.)*

K et L, consoles destinées à recevoir l'extrémité des longues traverses mobiles. *(La console K n'est pas visible dans les planches.)*

MESURES

OBTENUES PAR L'HYBOMÈTRE.

Explication des Figures des Planches 1, 2, 3, 4 & 5.

Les mêmes lettres et chiffres indiquent les mêmes objets dans toutes les Figures des cinq Planches.

Pl. 1re. Périphérie de la poitrine et des membres thorachiques.

Pl. 2e. Périphérie de la partie supérieure de la poitrine et des membres thorachiques.

Pl. 3e. Périphérie de la partie inférieure de la poitrine et des membres thorachiques.

Pl. 4e. Fig. 1 et 2, Périphéries de la poitrine et des membres thorachiques.

Pl. 5e. Exemple de l'application des presses.

Nota. Pour l'explication des lettres qui désignent les diverses pièces du fauteuil et des presses de la Pl. 5e. voir le *Fauteuil orthorachidique* et celui pour une *scoliose simple ou incurvation latérale droite du rachis* (région dorsale).

AB, ligne transversale de l'hybomètre.

CD, ligne parallèle à AB, passant par le point E.

E, point le plus saillant de la gibbosité postérieure, qui détermine le tracé de la ligne CD.

FG, ligne parallèle à CD, passant par le point H. Sur les extrêmités de la ligne FG on élève les perpendiculaires FC et GD, qui sont tangentes aux parties latérales du tronc et aboutissent aux deux extrêmités de la parallèle CD, ce qui forme un quadrillatère D, C, F, G.

H, point le plus saillant de la gibbosité antérieure, qui détermine le tracé de la ligne FG. Par les points HE, les plus saillans des gibbosités antérieure et postérieure, on trace la ligne EH qui correspond au centre de chacune de ces difformités.

I, centre de la figure D, C, F, G, déterminé par l'intersection des deux diagonales DF et CG.

J, extrêmité de la perpendiculaire EJ élevée du point E et arrêtée sur la parallèle LM.

K, extrêmité de la perpendiculaire HK élevée du point H et arrêtée sur la parallèle NO.

LM, parallèle à la ligne CD passant par les points Q et J.

NO, parallèle à la ligne FG passant par les points X et K.

P, extrêmité de la perpendiculaire QP élevée du point Q sur la parallèle LM.

Q, point le plus enfoncé de la partie postérieure de l'incurvation, par lequel passe la parallèle LM.

RS, parallèle intermédiaire entre les lignes CD et LM, partageant l'espace qui existe entr'elles en deux parties égales.

TU, parallèle intermédiaire entre les lignes FG et NO, partageant l'espace qui existe entr'elles en deux parties égales.

V, extrêmité de la perpendiculaire XV.

W, point d'intersection de la circonférence aaaa et de la diagonale DF.

X, point le plus enfoncé de la partie antérieure droite de la poitrine, par lequel passe la parallèle NO et duquel s'abaisse la perpendiculaire XV.

Y, point d'intersection de la circonférence aaaa et de la diagonale FD.

Z et A', points d'intersections de la diagonale DF et de la périphérie du corps.

B' et C', points d'intersections de la diagonale CG et de la périphérie du corps.

D', E', points d'intersections de la circonférence aaaa et de la diagonale CG.

F', point d'intersection de la parallèle RS et de la perpendiculaire EJ.

G', point d'intersection de la parallèle RS et de la perpendiculaire PQ.

aaaa, circonférence passant par les points les plus saillants des gibbosités.

bbbb, circonférence inscrite entre les lignes CF et DG qui sont des tangentes pour cette courbe.

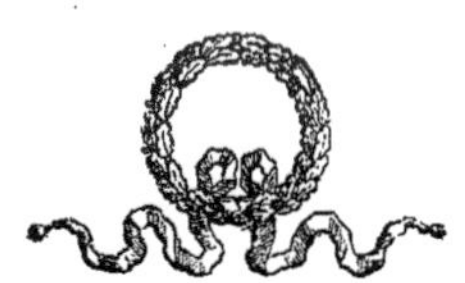

FAUTEUIL ORTHORACHIDIQUE

AUQUEL S'ADAPTENT DIVERS APPAREILS

POUR LE TRAITEMENT

DES DIFFORMITÉS DE LA TAILLE.

Explication des Figures des Planches 1, 2 & 3.

PL. 1.re, FIG. 1.re Plan, vu en dessus.

FIG. 2.e Élévation géométrale prise de la ligne *CD*.

PL. 2.e, FIG. 1.re Élévation géométrale prise de face, ou de la ligne *AB*.

FIG. 2, 3 et 4. Détails du lévier n, de son arbre cylindrique et vertical l et des coussinets h et j.

PL. 3.e, FIG. 1.re Elévation géométrale du fauteuil prise par derrière, ou de la ligne *EF*.

FIG. 2, 4 et 5. Détails des supports des aisselles.

FIG. 3. Détail de la chappe des brassières.

Les mêmes lettres ou chiffres indiquent les mêmes objets dans toutes les figures des trois planches.

NOTA· Pour l'explication des lettres A B C D E F G H I J K L M N et O, voir la Légende du Bâtis de fauteuil pour le traitement des difformités en général.

a, plateau horizontal sur lequel s'adaptent les supports des aisselles.

b b, supports des aisselles.

c c, pièces supplémentaires pour hausser les aisselles.

d d, montans des pièces supplémentaires c c.

e e, chappes sur lesquelles on fixe les extrémités inférieures des brassières en toile.

f, traverse fixée par des vis sur les montans de derrière C D.

g, h, coussinets fixés au moyen de vis sur la face supérieure des bras E F, et destinés à recevoir les arbres verticaux k l.

i, j, coussinets fixés au moyen de vis sur la face supérieure du siège o, et destinés à recevoir les tourillons inférieurs des arbres verticaux k l.

k, l, arbres verticaux, mis en mouvement par les léviers m et n.

m, n, léviers.

o, coussinet fixé, au moyen de vis, sur la face supérieure du bras F, destiné à recevoir l'arbre vertical q.

p, coussinet fixé, au moyen de vis, sur la face supérieure du siége o, destiné à recevoir le tourillon 14.

q, arbre vertical, mis en mouvement par le lévier r.

r, lévier.

s, pièce arrondie et fixée au moyen de vis sur le coussinet o, pour laisser un vide ou enfourchement inférieur, destiné à recevoir l'extrémité d'une tablette mobile qui, par un mouvement de rotation, ferme le devant du fauteuil et permet d'y poser un pupitre ou tout autre objet d'une utilité momentanée.

t, pièce formant chappe pour recevoir la seconde extrémité de la tablette mobile qui peut fermer le devant du fauteuil.

1, 1, enfourchemens aux extrémités du plateau horizontal a, dans lesquels s'élèvent les montans de derrière C D.

2, 2, 3, 3, trous pour la pose de brochettes destinées à fixer et à régler la direction des supports des aisselles.

4, 4, 5, 5, mortaises percées verticalement dans les supports des aisselles, destinées à guider les montans d d.

6, 6, trous à l'extrémité des supports des aisselles, pour régler leur écartement et leur direction, et les fixer sur le plateau horizontal a, au moyen de brochettes qui pénètrent dans les trous 2, 2, 3, 3, déjà décrits.

7, 7, 8, 8, mortaises percées verticalement dans les pièces supplémentaires c c et destinées à recevoir les tenons des montans d d.

9, 9, trous percés horizontalement et verticalement dans l'épaisseur de la traverse f pour arrêter, au moyen de brochettes, les extrémités supérieures des brassières.

10, 11, ouvertures circulaires dans les coussinets g h, pour recevoir les arbres verticaux k l.

12, 13, ouvertures circulaires dans les coussinets i j, pour recevoir les tourillons inférieurs des arbres verticaux k l.

14, 15, tourillons des arbres verticaux k et l, reçus dans les ouvertures circulaires 12 et 13.

16, 17, tenon supérieur des arbres verticaux k et l, de forme carrée, pour recevoir les léviers m et n.

18, 19, ouvertures carrées aux extrémités les plus épaisses des léviers m et n, pour recevoir les tenons 16 et 17.

20, 21, ouvertures à la seconde extrémité des léviers m et n pour le passage de cordes destinées à fixer ces mêmes léviers.

22, ouverture circulaire dans le coussinet o, pour recevoir l'arbre vertical q.

23, ouverture circulaire dans le coussinet p, pour recevoir le tourillon de l'arbre vertical q.

24, tourillon de l'arbre q, reçu dans l'ouverture circulaire 23.

25, tenon supérieur de l'arbre vertical q, de forme carrée, pour recevoir le lévier r.

26, ouverture carrée à l'extrémité la plus épaisse du lévier r, pour recevoir le tenon 25.

27, ouverture à la seconde extrémité du lévier r, pour le passage d'une corde destinée à fixer ce même lévier.

Et 28, 28, trous verticaux dans les pièces s et t et dans l'extrémité des bras E F, destinés à recevoir deux brochettes, la première sur laquelle pivote l'une des extrémités de la tablette qui forme le devant du fauteuil, l'autre pour fixer la deuxième extrémité de cette tablette.

LIT ORTHORACHIDIQUE

AUQUEL S'ADAPTENT DIVERS APPAREILS

pour le traitement

DES DIFFORMITÉS

DE LA TAILLE.

Explication des Figures des Planches 1, 2, 3 & 4.

Pl. 1.ère Plan, vu en dessus.

Pl. 2.e Élévation géométrale sur la ligne *AB*, ou dans le sens de la longueur de l'appareil.

Pl. 3.e Fig. 1.re Coupe géométrale sur la ligne *GH*, bornée à la ligne *IK*, de manière à donner les détails du *Régulateur* pour la pression de la *Ceinture*.

Fig. 2. Élévation géométrale prise de la ligne *CD*, et bornée à la ligne *GH*,

Pl. 4.e Fig. 1.re Élévation géométrale prise de la ligne *EF*, et bornée à la ligne *IK*,

Fig. 2. Détails pour la pose des *brassières*.

Fig. 3. Détails pour la pose des *anses à extension*, qui peuvent s'ajouter à la partie inférieure de la *ceinture*.

Les mêmes lettres ou chiffres indiquent les mêmes objets dans toutes les figures des quatre planches.

Nota. Pour l'explication des lettres A B C D E F G H I J K et L, voir la Légende du Bâtis de Lit pour le traitement des difformités en général.

a b, planches ou supports du plateau c.

c, plateau destiné à fixer les appareils nécessaires pour le traitement.

d, e, coussinets en bois.

f, rouleau sur lequel circulent les *brassières*.

g g, coussinets du cylindre h.

h, cylindre en bois, sur lequel on attache les cordeaux qui transmettent le mouvement d'extension.

i, lévier de l'extension.

j j, pièces destinées à fixer des sangles au moyen de brochettes.

k, k, pièces qui servent à serrer la *ceinture*, au moyen des sangles qui y sont assujetties par des brochettes.

l, l, pièces à enfourchement, destinées à transmettre le mouvement du *régulateur*, aux cordons de la *ceinture*.

m m, supports de la *ceinture*.

n, n, petits montans fixés sur les longues traverses mobiles.

o, traverse assemblée sur les montans n n.

p p, montans fixés sur les longues traverses mobiles G H.

q, cylindre inférieur, sur lequel s'attachent les cordes destinées à faire mouvoir les *brassières*.

r, cylindre supérieur, sur lequel passe la corde destinée à faire mouvoir les *anses à extension*.

s, support, fixé sur la pièce u, et percé pour recevoir les cylindres q et r.

t, petits cylindres en bois servant à assembler le cordeau aux *brassières*.

u, pièce pour maintenir l'écartement des montans p p.

v, planche sur laquelle repose le *régulateur*.

w, x, branches de la croisie mobile.

y, z, a', b', piliers du *régulateur*. (Le pilier y n'est pas représenté dans les planches.)

c', plateau de couronnement.

d', guide, contenu entre les quatre piliers du *régulateur*.

e', appui du lévier.

f', lévier du *régulateur*.

g' et h', coussinets du rouleau i'.

i', rouleau sur lequel circulent les cordeaux qui transmettent le mouvement d'extension.

j', planche de service.

k' et l', bras verticaux des montans de levage.

m', traverse des montans de levage.

1, enfourchement à la partie supérieure des supports a et b.

2, 2, trous traversant directement le plateau c et les fourches des supports a et b, pour recevoir une brochette et fixer le plateau.

3, 3, 3, 3, entailles aux extrémités du plateau c.

4, 4, trous circulaires aux deux bouts des pièces k k, par lesquels passent les cordons qui servent à serrer la *ceinture.*

5, 5, 5, trous circulaires, pour le passage des brochettes qui fixent les sangles de la *ceinture* sur les supports m m.

6, 6, trous circulaires, où se fixent les extrémités des cordes qui aboutissent aux montans de levage.

7, 7, enfourchemens à la partie supérieure des montans n n.

8, 8, trous circulaires recevant les tourillons du cylindre q.

9, 9, trous circulaires recevant les tourillons du cylindre r.

10, ouverture circulaire pour le passage du cylindre q. (*Cette ouverture n'est pas représentée dans les planches.*)

11, ouverture circulaire pour le passage du cylindre r. (*Cette ouverture n'est pas représentée dans les planches.*)

12, trous disposés circulairement au pourtour du cylindre q, pour recevoir une brochette et fixer le cylindre par sa rencontre avec la brochette en fer 14.

13, trous disposés circulairement au pourtour du cylindre r, pour recevoir une brochette et fixer le cylindre par sa rencontre avec la brochette en fer 14.

14, 14, chevilles ou broches en fer pour faire manœuvrer les cylindres q et r.

15, 15, trous pour fixer les cordeaux qui se joignent aux *brassières.*

16, 16, mortaises, avec poulies, à la partie supérieure des bras verticaux k' et l'.

17, mortaise à l'axe de la planche v, recevant la croisie wx. (*Cette mortaise n'est pas visible dans les planches dressées.*)

18, trou circulaire traversé par une longue brochette qui fixe la croisie sur la planche v.

19, trou circulaire et vertical servant de coulisse au cordeau du lévier f'.

20, trou circulaire où se fixe l'extrémité du cordeau du lévier f'.

21, 22, trous circulaires, percés en biais dans l'épaisseur de la planche v, pour la pose des brochettes qui règlent la longueur du cordeau correspondant au lévier f'. (*Le seul emplacement de ces trous circulaires se trouve indiqué* Pl. 1.re)

23, 24, trous circulaires sur la face supérieure de la planche v, pour recevoir des brochettes.

25, 25, 25, 25, mortaises de la planche v, dans lesquelles reposent les tenons des quatre piliers du *régulateur.*

26, 26, trous circulaires pratiqués dans le pilier y, destinés à recevoir une brochette pour supporter le guide d'. (*Ces trous ne sont pas visibles dans les planches dressées.*)

27, mortaise ou ouverture dans le plateau de couronnement c', destinée à guider l'appui e'. (*Cette mortaise n'est pas représentée dans les planches.*)

28, mortaise à l'axe du guide d', dans laquelle s'assemble l'appui e'.

29, 29, enfourchemens aux extrémités du guide d'.

30, 30, trous circulaires aux extrémités des fourches du guide d', remplies par des broches qui les unissent.

31, partie inférieure et carrée de l'appui e'

32, partie supérieure de l'appui e'.

33, 33, trous circulaires sur l'appui e', destinés à poser le lévier f' à diverses hauteurs.

34, trou circulaire servant à fixer le lévier f' sur l'appui e' au moyen d'une brochette.

35, trou circulaire pour le passage du cordeau établissant le point de résistance du lévier f'.

36, ouverture circulaire pour la pose du cordeau qui fait mouvoir le lévier du *régulateur.*

37, 37, parties supérieures des branches wx de la croisie.

38, 38, parties inférieures des branches wx de la croisie.

39, 39, trous circulaires au bas des branches wx, où se posent, au moyen de brochettes les pièces à enfourchemens ll.

40, 40, trous circulaires qui permettent de changer le point de croisie des branches wx.

41, 41, trous circulaires à travers lesquels on fixe, sur le cylindre h, les cordeaux qui transmettent le mouvement d'extension.

42, extrémité du lévier de l'extension, qui reçoit le cylindre h.

43, trou circulaire où se fixe la corde au moyen de laquelle on détermine l'extension.

44, 45, enfourchemens des pièces ll destinées à recevoir les branches wx de la croisie.

46, 46, trous circulaires qui reçoivent des brochettes pour fixer les supports mm sur les longues traverses mobiles G et H.

47, 47, trous circulaires traversés par les brochettes qui fixent les supports mm sur les longues traverses mobiles.

PIÈCES EN CUIR

A PLACER SOUS LE CORSET ORDINAIRE,

POUR

UNE INCURVATION A GAUCHE.

Explication des Figures des Planches 1 & 2.

PL. 1.re, FIG. 1.re, Face extérieure de la petite pièce en cuir à placer sous le corset ordinaire pour une incnrvation à gauche.

FIG. 2.e, Face intérieure de la petite pièce en cuir à placer sous le corset ordinaire pour une incurvation à gauche.

PL. 2.e, FIG. 1.re, Face extérieure de la grande pièce en cuir à placer sous le corset ordinaire pour une incurvation à gauche.

FIG. 2.e, Face intérieure de la grande pièce en cuir à placer sous le corset ordinaire pour une incurvation à gauche.

Les mêmes lettres ou chiffres indiquent les mêmes objets dans toutes les figures des deux Planches.

a, a, a, lames en acier battu à froid.

b, b, tige en acier battu à froid.

c, c, rivés pour l'assemblage de la tige b et des lames a a.

d, morceau principal en vache en croûte battue et parée.

e, e, guindes pour former l'assemblage du morceau principal et des pièces triangulaires f, f, f.

f, f, f, pièces triangulaires intermédiairement placées entre les lanières 2, 2, 2, du morceau principal.

1, 1, 1, 1, coutures.

2, 2, 2, 2, lanières supérieures et inférieures du morceau principal d.

LIT

POUR UNE SCOLIOSE SIMPLE,

OU

LIT ORTHORACHIDIQUE

POUR UNE INCURVATION LATÉRALE DROITE DU RACHIS (Région dorsale.)

Explication des Figures des Planches 1, 2, 3, 4, 5, 6 & 7.

Pl. 1.re, Fig. 1.re Plan, vu en dessus, du plateau c et des divers appareils (non garnis) qui s'y trouvent fixés.

Fig. 2.e Elévation géométrale du même plateau et des appareils, prise de la ligne *CD*.

Fig. 3.e Élévation géométrale du plateau c et des appareils, prise de la ligne *AB*.

Fig. 4.e Élévation géométrale du plateau c et des appareils, prise de la ligne *EF*.

Fig. 5.e Élévation géométrale du plateau c et des appareils, prise de la ligne *GH*.

PL. 2.e, FIG. 1.re Plan, vu en dessus, du plateau c et des appareils garnis qui s'y trouvent fixés.

FIG. 2.e Élévation géometrale du même plateau c et des appareils, prise de la ligne *CD*:

FIG. 3.e Élévation géometrale du même plateau c et des appareils, prise de la ligne *AB*:

FIG. 4.e Élévation géometrale du même plateau c et des appareils, prise de la ligne *EF*:

FIG. 5.e Élévation géometrale du plateau c et des appareils, prise de la ligne *GH*:

PL. 3.e Plan du lit, vu en dessus.

PL. 4.e Elévation géometrale sur la ligne *IK*: et dans le sens de la longueur du lit.

PL. 5.e, FIG. 1.re Coupe géometrale du lit sur la ligne *RS*, bornée à la ligne *TU*, de manière à donner les détails du *Régulateur* pour la pression de la *ceinture*.

FIG. 2.e Élévation géometrale du lit prise de la ligne *LM*, et bornée à la ligne *RS*:

PL. 6.e Elévation géometrale sur la ligne *NO*, et dans le sens de la longueur du lit.

PL. 7.e, FIG. 1.re Élévation géometrale du lit, prise de la ligne *PQ*, et bornée à la ligne *TU*.

FIG. 2.e Détails du ressort à hélice f'' et du coussin qu'il est destiné à soutenir.

Les mêmes lettres ou chiffres indiquent les mêmes objets dans toutes les figures des sept planches.

NOTA. Pour l'explication des lettres A à L, voir la Légende du Bâtis de Lit pour le traitement des difformités en général, et pour l'explication des lettres a à m' et des chiffres 1 à 47, voir la Légende du *Lit orthorachidique*.

k' *bis*, plate forme à queue sur laquelle se meut tout l'appareil principal destiné à exercer une pression sur la gibbosité.

l' *bis*, tasseau de l'épaisseur verticale de la plate forme à queue k' *bis*.

m' *bis*, tasseau de l'épaisseur verticale de la plate forme à queue k' *bis*.

n', planche à enfourchement à sa partie inférieure pour recevoir intérieurement la plate forme à queue k' *bis*.

o', p', épaulemens fixés, au moyen de vis, sur les rives de la face inférieure de la planche à enfourchement n'.

q', semelle à enfourchement 58.

r', support de la partie supérieure du coussin.

s' et t', bras en cuivre, fixés au moyen de chevilles dans les entailles 63 et 64.

u', petite pièce à enfourchement 65, fixée, au moyen d'une brochette, à l'extrémité supérieure de la planche n', et destinée à recevoir le cordeau qui imprime le mouvement à tout cet appareil principal destiné, comme nous l'avons dit, à exercer une pression sur la gibbosité.

v', planche à rainures, ou pièce principale de l'appareil supérieur.

w', pièce formant épaulement à l'extrémité extérieure de la planche à rainures v', à travers laquelle passent les deux cordeaux contenus dans lesdites rainures.

x', y', tasseaux fixés au moyen de vis sur le plateau c, pour diriger la course de la planche à rainures v'.

z', planche de recouvrement, fixée par des vis sur les tasseaux x' et y', et fermant le coursier de la planche à rainures v'.

a'', base circulaire de l'appareil inférieur pivotant sur son axe formé par une vis qui pénètre dans le plateau c.

b'' et c'', montans dont les tenons sont reçus par les mortaises 69 et 70.

d'', bascule.

e'', petite pièce à enfourchement, destinée à recevoir le cordeau qui imprime le mouvement à cet appareil inférieur.

f'', ressort à hélice, adapté sur une base en bois adhérente à la longue traverse mobile H, et terminé par une tête arrondie, qui reçoit un anneau ou crochet, auquel s'attache le cordeau qui correspond à l'appareil inférieur.

g'', ressort à hélice semblable à celui f'', fixé sur le plateau c.

h'', support fixé au moyen de vis sur la face extérieure de la longerine de bordage du devant du lit.

i'', ressort à hélice, semblable à celui f'', fixé à la partie supérieure du support h''.

j'', planche mobile de l'appareil destiné à repousser la hanche gauche.

k'' et l'', tasseaux fixés sur la face intérieure de la planche mobile j''.

m'', planche circulaire sur laquelle on adapte un coussin; elle est fixée au moyen de vis sur les tasseaux k'' et l''.

n'' coussin garnissant une portion de la semelle à enfourchement q' et le support r'.

o'', coussin adapté sur la sangle p''.

p'', sangle de l'appareil supérieur.

q'', coussin adapté sur la sangle r''.

r'', sangle de l'appareil inférieur.

s'', coussin adapté sur les sangles t'' u'' et v'', formant enfourchement.

t'', sangle ayant à l'une de ses extrémités le coussin s'' et à sa seconde extrémité un cordeau arrêté au moyen d'une brochette dans l'un des trous 23.

u'', sangle partant du coussin s'' et fixée, à sa seconde extrémité, sur le ressort à hélice g''.

v'', sangle partant du coussin s'' et fixée, à sa seconde extrémité, sur le ressort à hélice i''.

w'', sangle fixée par l'une de ses extrémités dans les trous 79 de la planche mobile j'', la seconde extrémité étant arrêtée, au moyen d'une brochette, sur la face extérieure de la longuerine de bordage du derrière du lit.

x'', sangle fixée par l'une de ses extrémités dans les trous 78 de la planche mobile j'', sa seconde extrémité étant arrêtée, au moyen d'une brochette, sur la face extérieure de la longue traverse mobile H.

y'', cordeau traversant la petite pièce à enfourchement u' et fixé, au moyen d'une brochette, à sa seconde extrémité sur la longue traverse mobile G.

z'', cordeau traversant la petite pièce à enfourchement e'' et fixé, au moyen d'une brochette, à sa seconde extrémité sur la longue traverse mobile H.

a, cordeau fixé par ses deux extrémités dans les trous 74 *bis* de la bascule d'' et recevant en son milieu le petit cylindre en bois sur lequel la sangle r'' se trouve attachée.

b, anse en corde dont les extrémités sont fixées sur un petit cylindre en bois adhérant à la partie supérieure de la sangle r''.

c, cordeau fixé à l'une de ses extrémités sur le ressort à hélice f'', et noué à sa seconde extrémité sur un petit cylindre en bois.

d, anse en corde maintenue au moyen d'un petit billot à la partie supérieure de la sangle t'', et dont la seconde extrémité est arrêtée au moyen d'une brochette dans l'un des trous 23.

44 *bis*, extrémité intérieure et la plus large de la plate forme à queue k' *bis*, qui forme charnière (ce chiffre 44 *bis* n'a pu trouver place dans les planches.)

45 *bis*, (Pl. 1.re et 2.e) queue de la plate forme k' *bis*.

46 *bis* (Pl. 2.e, Fig. 1.re), trous circulaires percés verticalement dans l'épaisseur de la plate forme k' *bis*, afin de la fixer, au moyen d'une brochette, sur le plateau c.

47 *bis*, trou circulaire percé horizontalement dans toute la largeur de l'extrémité 44 *bis* de la plate forme à queue k' *bis*, pour permettre la pose d'une longue brochette formant l'axe du mouvement d'inclinaison de la planche à enfourchement n'. (Ce trou 47 *bis* n'est pas visible dans les planches.)

48 (Pl. 1.re et 2.e), lame de bois placée horizontalement sur les tasseaux l' *bis* et m' *bis*, fixée sur ces tasseaux au moyen de vis, de manière à former une chappe pour contenir la queue de la plate forme k' *bis*. Cette lame 48 se trouve percée verticalement par des trous, dans l'un desquels pénètre une brochette qui, passant ensuite dans l'un des trous 46 *bis*, permet à la plate forme k' *bis* de faire des mouvemens de rotation.

49, Pl. 1.re et 2.e) lame de bois placée horizontalement sur les tasseaux l' *bis* et m' *bis*, et fixée sur ces tasseaux au moyen de vis, de manière à former une chappe pour contenir la queue de la plate forme k' *bis*. Cette lame 49 se trouve percée verticalement par des trous, dans lesquels on place deux brochettes de part et d'autre de la queue 45 *bis* de la plate forme k' *bis*, afin de fixer la direction donnée à l'appareil principal.

50, (Pl. 1.re et 2.e) trous percés horizontalement dans l'extrémité des deux fourches inférieures de la planche n', afin de recevoir la longue brochette déjà décrite traversant les trous 47 *bis*.

51, (Pl. 1.re et 2.e) trous percés horizontalement à l'extrémité supérieure et la moins large de la planche à enfourchement n', afin d'y ajouter, au moyen d'une brochette, la pièce u'.

52, 53 (Pl. 1.re et 2e), trous percés horizontalement dans l'épaisseur des épaulemens o' et p', pour le passage d'une longue brochette destinée à former charnière en assemblant lesdits épaulemens o' et p', avec l'enfourchement de la semelle q'.

54, 55, Lames en cuivre rapportées au moyen de vis sur les deux côtés de la planche à enfourchement n', afin de former deux chappes pour recevoir les bras s' et t'.

56, 57, trous percés horizontalement dans l'épaisseur des lames en cuivre 54 et 55, afin de régler, au moyen de brochettes, la longueur des bras en cuivre s' et t'.

58, enfourchement de la semelle q', non visible dans les planches dressées, dont les extrémités s'assemblent sur les épaulemens o' et p' au moyen de la longue brochette déjà décrite traversant les trous 52 et 53.

59, 60, trous percés verticalement à l'extrémité des fonrches de la semelle q', afin de permettre le passage de la longue brochette traversant les trous 52 et 53, pour former une charnière avec les épaulemens o' et p'. (Ces trous 59 et 60 sont visibles dans les planches dressées, mais l'exiguité de l'échelle a empêché de rapporter les chiffres en renvoi.)

61, gorge entaillée dans toute la largeur de la semelle q', à la suite de l'enfourchement 58, pour recevoir le support r' de la partie supérieure du coussin que cet appareil est destiné à supporter.

62, partie inférieure et arrondie de la semelle à enfourchement q'.

63, 64, entailles dans l'épaisseur du support r', recevant l'extrémité des bras en cuivre s' et t', rendues mobiles en ce point au moyen de chevilles qui traversent leurs extrémités dans lesdites entailles 63 et 64.

65, enfourchement de la petite pièce u', destiné à recevoir l'extrémité supérieure de la planche n' sur laquelle la petite pièce u' s'assemble au moyen d'une brochette pour former charnière.

66, 67, rainures dans la longueur de la planche v', afin d'y loger toute l'épaisseur de deux cordeaux.

68, (Pl. 2.e) trous percés verticalement dans l'épaisseur de la planche v', et destinés au passage d'une brochette pour fixer la course de la dite planche.

68 *bis*, trou percé horizontalement dans toute la largeur de l'extrémité intérieure de la planche à rainures v', afin d'y placer une longue brochette.

69, 70, mortaises pratiquées dans l'épaisseur de la base circulaire a'', pour recevoir les tenons des montans b'' et c''.

71, 72, (Pl. 1.re et 2.e) trous percés horizontalement dans l'épaisseur des montans b'' et c'', destinés au passage de brochettes qui servent de pivot pour le mouvement de la bascule d''.

73, trous percés horizontalement dans le sens de la largeur de la bascule d'', correspondant aux trous 71 et 72 des montans b'' et c'', pour recevoir les brochettes formant les pivots de la bascule. (Les trous 73 ne sont pas visibles dans les planches dressées.)

74, (Pl. 1.re) trou percé horizontalement dans l'épaisseur de l'extrémité supérieure de la bascule d'', afin d'y adapter, au moyen d'une brochette, la petite pièce à enfourchement e''.

74 *bis*, trous percés à la partie inférieure et arrondie de la bascule d'', afin d'y fixer des cordeaux.

75, enfourchement de la planche mobile j", destiné à emboîter le plateau c.

76, trous percés verticalement à l'extrémité de l'enfourchement 75, pour y placer une brochette sur laquelle pivote la plateau mobile j".

77, trous percés verticalement dans l'épaisseur du plateau c, pour la pose de la brochette qui traverse les trous 76 de l'enfourchement de la planche mobile j".

78, trous pratiqués horizontalement dans l'épaisseur de la planche mobile j", et à sa partie supérieure, afin d'y fixer une sangle.

Et 79, trous pratiqués horizontalement dans l'épaisseur de la planche mobile j", et à sa partie inférieure, afin d'y fixer une sangle,

FAUTEUIL ORTHORACHIDIQUE

pour une scoliose simple,

OU

INCURVATION LATÉRALE DROITE DU RACHIS

(RÉGION DORSALE).

Explication des Figures des Planches 1, 2 & 3.

Pl. 1.re, Fig. 1.re Plan du fauteuil, vu en dessus.

Fig. 2.e Élévation géométrale sur la ligne *CD*, ou prise à droite de l'appareil.

Pl. 2.e, Fig. 1.re Élévation géométrale du devant du fauteuil, prise sur la ligne *AB*.

Fig. 2.e Détail du ressort à hélice 58, etc.

Fig. 3.e Détail de la double chappe s', etc.

Pl. 3.e, Fig. 1.re, Élévation géométrale du fauteuil prise de la ligne *EF* ou par derrière.

Fig. 2.e Détail de la longue traverse v', etc.

Les mêmes lettres ou chiffres indiquent les mêmes objets dans toutes les figures des trois planches.

Nota. Pour les pièces désignées par les lettres de A à O voir le Bâtis de fauteuil pour le traitement des difformités en général, et pour les parties désignées par les lettres de a à t et les niffres de 1 à 28, voir le Fauteuil orthorachidique; voir encore la Pl. 5 des mesures obtenues ar l'hybomètre, pour l'application des presses et le détail des pièces qui les composent.

., joue postérieure de la presse brisée.

, joue antérieure de la presse brisée.

v, longue pièce formant bras, sur lequel le coin x et la joue postérieure u se trouvent fixés au moyen de vis.

, coin de la joue postérieure.

, pièce formant le pivot de toute la presse mobile.

, pièce sur laquelle la joue antérieure v se trouve fixée au moyen de vis.

', longue pièce formant bras pour la joue antérieure v.

', traverse fixée au moyen de vis sur la face extérieure des montans du derrière CD, à un pouce au-dessous du plateau horizontal a.

', autre traverse fixée à la même hauteur que celle b', au moyen d'une vis, sur la face intérieure du montant de derrière D et assemblée à tenon et mortaise dans le support e' à gauche du fauteuil. L'espace laissé entre les traverses b', c' et le plateau horizontal a forme une longue chappe.

', pièce destinée à transmettre, à la joue postérieure u, le mouvement imprimé à l'arbre vertical k.

', support à gauche du fauteuil, placé au-dessus du bras E. Son extrémité, vers le devant, se trouve taillée en queue d'aronde et s'assemble avec la partie supérieure du large montant f'.

', large montant sur lequel s'assemble, en devant et à queue d'aronde, l'extrémité du support e'. La partie inférieure du large montant f' forme un enfourchement destiné à le fixer au moyen de vis sur les faces à droite et à gauche du bras E.

', traverse à épaulement vers le montant C, pour former une longue chappe entre elle et le support e', afin de recevoir et guider le pivot y, le bras a' et la pièce h'.

', pièce destinée à transmettre à la joue antérieure v le mouvement imprimé à l'arbre vertical k.

' *bis*. Coussinet à console fixé au moyen de vis à la partie inférieure de la face intérieure du bras E.

', coussinet à queue fixé au moyen de vis entre le support e' et la traverse à épaulement g'.

', rouleau vertical, avec longs tourillons supérieur et inférieur, pour permettre son mouvement ascendant et descendant.

k', petite base en bois fixée sur le rouleau j' et sur laquelle s'attache un ressort à hélice, à l'extrémité duquel se trouve une tête en bois, garnie d'un anneau. C'est à cet anneau et à l'arbre vertical l, que l'on adapte des cordes, sangles et cylindres en bois qui maintiennent le coussin en forme de coin.

l', support à droite du fauteuil, placé au-dessus du bras F. Son extrémité vers le devant se trouve taillée à queue d'aronde et s'assemble avec la partie supérieure du large montant n'.

m', traverse à épaulemens à ses deux extrémités afin de former une longue chappe entre elle et le support l', pour recevoir et guider la pièce o'. Les deux épaulemens de la traverse m' sont fixés au moyen de vis sur le support l'.

n', large montant sur lequel s'assemble en devant et à queue d'aronde l'extrémité du support l'. La partie inférieure du large montant n' forme un enfourchement destiné à le fixer au moyen de vis sur les faces à droite et à gauche du bras F.

o', longue pièce destinée à fixer la tension de la sangle adaptée sur l'épaulement p'.

p', épaulement assemblé à angle droit à l'extrémité intérieure de la longue pièce o', au moyen de la mortaise qui existe à sa partie supérieure pour recevoir le tenon 48.

Cet épaulement p' se trouve percé de plusieurs trous, afin d'y attacher une sangle.

q', petit cylindre d'attache assemblé au moyen de vis sur la face intérieure du plateau horizontal a. C'est sur ce petit cylindre que se fixe à travers les trous qui y sont pratiqués la deuxième extrémité de la sangle adaptée sur l'épaulement p'.

r', console fixée au moyen de vis sur la face intérieure du montant de devant B.

s', double chappe placée horizontalement dans les enfourchemens entaillés dans les consoles r' et t'. Cette double chappe se trouve fixée au moyen d'une vis sur cette dernière console.

t', console maintenue par des vis sur une autre console r'.

u', console semi-circulaire adaptée sur le montant de devant A.

v', longue traverse, formant chappe, fixée au moyen de vis sur les faces de derrière des montans C D.

29, entaille à l'extrémité de la joue u de la presse brisée, destinée à recevoir l'extrémité correspondante de la deuxième joue v de la presse brisée. (*Cette entaille n'est visible que dans la planche* 5.e *des mesures obtenues par l'hybomètre.*)

30, extrémité du bras w taillée en enfourchement pour recevoir le tenon 31 de la pièce y.

31, tenon à l'extrémité du pivot y, destiné à pénétrer dans l'enfourchement 30 pour former charnière au moyen d'une broche en fer.

32, trous verticaux dans l'épaisseur du pivot y destinés à le fixer au moyen d'une brochette sur le support e' à gauche du fauteuil.

33, extrémité de la pièce z taillée en enfourchement pour recevoir le tenon du bras a'.

34, tenon à l'extrémité du bras a', pour former charnière au moyen d'une broche en fer qui le maintient dans l'enfourchement 33.

35, trous percés verticalement dans l'épaisseur de la pièce d', pour le passage d'une brochette destinée à former le pivot de cette même pièce d'. Cette brochette pénètre dans d'autres trous verticaux 36 et 37.

36, trou percé verticalement dans l'épaisseur du plateau horizontal a, pour le passage de la brochette formant le pivot de la pièce d'.

37, trou percé verticalement dans l'épaisseur de la traverse b', pour le passage de la brochette formant le pivot de la pièce d'

37 *bis*, trou percé horizontalement à l'extrémité de la pièce d', pour y fixer le cordeau qui transmet à cette pièce le mouvement imprimé à l'arbre vertical k.

38, enfourchement à l'extrémité du support e', destiné à le fixer au moyen de vis sur les faces droite et gauche du montant de derrière C.

39, double rangée de trous verticaux dans l'épaisseur du support e', pour la pose de brochettes.

40, trou percé horizontalement à l'extrémité de la pièce h', pour y fixer une corde qui transmet à cette pièce le mouvement imprimé à l'arbre vertical k.

41, trous percés verticalement dans l'épaisseur de la pièce h', pour le passage d'une brochette destinée à former le pivot de cette même pièce h'; cette brochette pénètre dans d'autres trous verticaux 39 du support e'.

42, ouverture circulaire et verticale dans l'épaisseur du coussinet à console h' *bis*, pour recevoir le long tourillon inférieur du rouleau j'.

43, ouverture circulaire et verticale dans l'épaisseur du coussinet à queue i', pour recevoir le long tourillon supérieur du rouleau j'.

44, trous percés horizontalement dans l'épaisseur du long tourillon inférieur du rouleau j', afin d'y placer une brochette et de régler ainsi la hauteur du rouleau.

45, enfourchement à l'extrémité du support l', destiné à le fixer au moyen de vis sur les faces à droite et à gauche du montant de derrière D.

46, trous percés verticalement dans l'épaisseur de la traverse à épaulemens m', pour recevoir une brochette destinée à former le pivot de la pièce o'. Cette brochette pénètre dans les autres trous verticaux 47 et 50.

47, trous verticaux traversant le support l', pour recevoir la brochette formant le pivot de la pièce o'.

48, tenon à l'extrémité intérieure de la longue pièce o', pour l'assemblage de l'épaulement p'.

49, trou percé horizontalement à l'extrémité extérieure de la pièce o', pour y placer un cordeau qui maintient la tension donnée à la sangle fixée à l'épaulement p'.

50, trous verticaux dans l'épaisseur de la longue pièce o', pour recevoir la brochette qui lui sert de pivot. Ces trous correspondent à ceux 46 et 47 déjà décrits.

51, enfourchement dans la console r', pour recevoir la double chappe s'.

52, mortaise, vers l'intérienr du fauteuil, qui reçoit une poulie horizontale.

53, mortaise, vers l'extérieur du fauteuil, qui reçoit une poulie horizontale.

54, 55, mortaises à la partie inférieure de la console t', qui reçoivent deux poulies verticales.

56, enfourchement de la console semi-circulaire u', destiné à la fixer au moyen de vis sur les faces à droite et à gauche du montant de devant A.

57, ressort à hélice adhérant à la console semi-circulaire u', terminé à sa partie supérieure par une tête en bois garnie d'un anneau ou crochet.

58, ressort à hélice, avec base adhérente sur la face à droite du montant de derrière C, un peu au-dessus de la traverse inférieure I. Ce ressort est terminé par une tête en bois, garnie d'un anneau ou crochet.

59, mortaise à l'extrémité de la longue traverse v', qui reçoit une poulie horizontale.

60, mortaise dans l'épaisseur de la longue traverse v', qui reçoit une grande poulie horizontale, dont on peut changer l'emplacement, son axe étant formé par une brochette mobile.

61, trous verticaux percés dans l'épaisseur de la longue traverse v', pour la pose de la brochette servant d'axe à la grande poulie horizontale contenue dans la mortaise 60.

Et 61 *bis*, trous percés horizontalement dans l'épaisseur du plateau a, et destinés à la pose d'une brochette attachée à l'extrémité du cordeau fixé au trou circulaire 49 de la pièce o'.

LIT ORTHORACHIDIQUE

POUR UNE DOUBLE INCURVATION

DU RACHIS

(LATÉRALE DROITE DE LA RÉGION DORSALE, LATÉRALE GAUCHE DE LA LÉGION LOMBAIRE.)

Explication des Figures des Planches 1, 2, 3, 4 & 5.

Pl. 1.re Plan du lit, vu en dessus.

Pl. 2.e Élévation géométrale sur la ligne *AB*, et dans le sens de la longueur du lit.

Pl. 3.e Fig. 1.re Élévation géométrale du plateau c et des appareils, prise de la ligne *HO*.

Fig. 2.e Plan, vu en dessus, du plateau c et des divers appareils qui s'y trouvent fixés.

Fig. 3.e Élévation géométrale du lit, prise de la ligne *CD*, et bornée à la ligne *IK*.

Pl. 4.e Élévation géométrale sur la ligne *EF*, dans le sens de la longueur du lit.

Pl. 5.e Fig. 1.re Élévation géométrale du lit prise de la ligne *GH* et bornée à la ligne *LM*.

Fig. 2.e Plan, vu en dessus, de la plate forme *h* et du coussin.

Fig. 3.e Élévation géométrale de la plate forme *h* et du coussin.

Les mêmes lettres ou chiffres indiquent les mêmes objets dans toutes les figures des cinq planches.

Nota. Pour l'explication des pièces déjà indiquées par les lettres A à L voir le Bâtis de Lit pour le traitement des difformités en général; pour l'explication des lettres a à m' et des chiffres 1 à 47, voir le Lit orthorachidique; et, enfin, pour l'explication des pièces déjà désignées par les lettres k' *bis* à z'', *a* à *d* et des chiffres 44 *bis* à 79 voir le Lit orthorachidique pour une incurvation latérale droite du rachis.

e, chappe en cuivre, destinée à recevoir entre ses deux épaulemens le talon de la plate forme *h*.

f, *g*, épaulemens de la chappe *e*.

h, plate forme sur laquelle sont fixées les deux sangles qui supportent le coussin. Son talon est reçu entre les épaulemens *f*, *g* et se trouve maintenu au moyen d'une longue brochette qui le traverse horizontalement, et pénètre dans les trous 82 et 83, afin de former charnière.

80, 81, vis qui fixent la chappe en cuivre *e* sur le plateau c. (*Ces vis ne sont pas visibles dans les planches dressées*).

82, 83, trous percés horizontalement dans les épaulemens *f*, *g*, afin d'y placer une longue brochette.

84, 85, mortaises percées obliquement dans l'épaisseur du plateau c, pour le passage des deux sangles qui reçoivent le coussin et les diriger ensuite vers l'extrémité du plateau c, afin qu'elles puissent être fixées, au moyen de brochettes, sur la longue traverse mobile H.

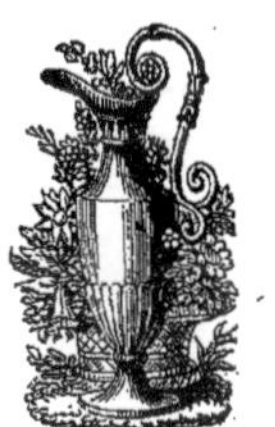

FAUTEUIL ORTHORACHIDIQUE

pour une double incurvation DU RACHIS

(LATERALE DROITE DE LA RÉGION DORSALE, LATÉRALE GAUCHE DE LA RÉGION LOMBAIRE.)

Explication des Figures des Planches 1, 2 & 3.

PL. 1.re, FIG. 1.re Plan du fauteuil, vu en dessus.

FIG. 2.e Élévation géométrale sur la ligne *CD*, ou prise à droite de l'appareil.

PL. 2.e, FIG. 1.re Élévation géométrale du dessus du fauteuil prise sur la ligne *AB*.

FIG. 2.e Plan de la presse d", pris en dessus du niveau de la traverse de recouvrement a" et de la guinde y'.

PL. 3.e, FIG. 1.re Élévation géométrale du fauteuil prise de la ligne *EF*, ou par derrière.

FIG. 2.e Plan de la presse d", prise en dessus des bascules h" et i", et des longues pièces e" et g".

Les mêmes lettres ou chiffres indiquent les mêmes objets dans toutes les figures des trois planches.

NOTA. Pour l'explication des pièees désignées par les lettres de A à O, voir la Légende du

Bâtis de fauteuil pour le traitement des difformités en général, pour l'explication des parties désignées par les lettres a à t et les chiffres 1 a 28, voir le fauteuil orthorachidique, et enfin pour les lettres u à v' et les chiffres 29 à 61 *bis* voir le fauteuil orthorachidique pour une incurvation latérale droite du rachis.

x', tablette ajoutée au moyen de longues vis sur la face extérieure du bras F.

y', guinde assujettie par des vis sur la face supérieure des coussinets h et o. L'épaisseur de ces coussinets laissée entre la tablette x' et la guinde y' forme une longue mortaise pour contenir et diriger la pièce g" et la bascule h".

z', traverse de support, fixée au moyen de vis sur la face postérieure des montans C et D.

a", traverse de recouvrement, fixée au moyen de vis sur la face postérieure des montans C D.

b", longue console adaptée par des vis sur la face intérieure de la traverse de support z'.

c", longue console adaptée par des vis sur la face intérieure de la traverse de recouvrement a".

d", joue de la presse, percée par des trous pour y adapter un coussin.

e", longue pièce sur laquelle la joue d" de la presse et le coin f" se trouvent fixés au moyen de vis.

f", coin fixé par des vis entre la longue pièce e" et la joue de la presse d".

g", longue pièce contenue dans la mortaise qui existe entre la tablette x et la guinde y'.

h", bascule destinée à transmettre à la longue pièce g" le mouvement imprimé à l'arbre vertical l.

i", bascule destinée à transmettre à la longue pièce e" le mouvement imprimé à l'arbre vertical l.

62, double rangée de trous percés verticalement dans l'épaisseur de la tablette x' pour la pose des brochettes formant les pivots de la bascule h" et de la longue pièce g".

63, double rangée de trous percés verticalement dans l'épaisseur de la guinde y', pour la pose des brochettes formant les pivots de la bascule h" et de la longue pièce g".

64, enfourchement à l'extrémité de la longue pièce e", pour permettre son assemblage avec la pièce g".

65, tenon à l'extrémité de la longue pièce g", qui pénètre dans l'enfourchement

64, dans lequel il se trouve maintenu au moyen d'une cheville pour former charnière.

66, trous percés verticalement dans l'épaisseur de la longue pièce g", destinés à poser une brochette qui pénètre dans les trous 62 et 63.

67, trous percés verticalement dans l'épaisseur de la bascule h" destinés à la pose de la brochette formant le pivot de cette bascule, en pénétrant dans les trous 62 et 63.

68, trou percé horizontalement à l'extrémité extérieure de la bascule h", pour le passage du cordeau qui s'enroule sur l'arbre vertical l.

69, trous percés verticalement dans l'épaisseur de la bascule i", destinés à la pose d'une cheville en fer formant le pivot de cette bascule, en pénétrant dans les trous 70 et 71.

70, trous percés verticalement dans l'épaisseur de la traverse de recouvrement a", pour la pose de la cheville en fer formant le pivot de la bascule i".

71, trous percés verticalement dans l'épaisseur de la traverse de support z', pour la pose de la cheville en fer formant le pivot de la bascule i".

72, pièce de retenue pour la cheville en fer qui pénètre dans les trous 69, 70 et 71, à cause de l'obligation où l'on se trouve de la placer de bas en haut.

Et 73, trou percé horizontalement à l'extrémité extérieure de la bascule i", pour le passage du cordeau qui s'enroule sur l'arbre vertical l.

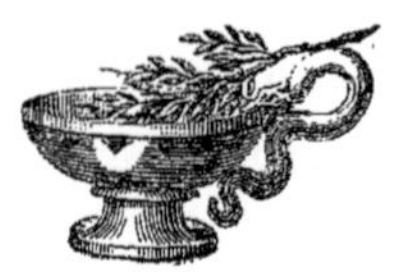

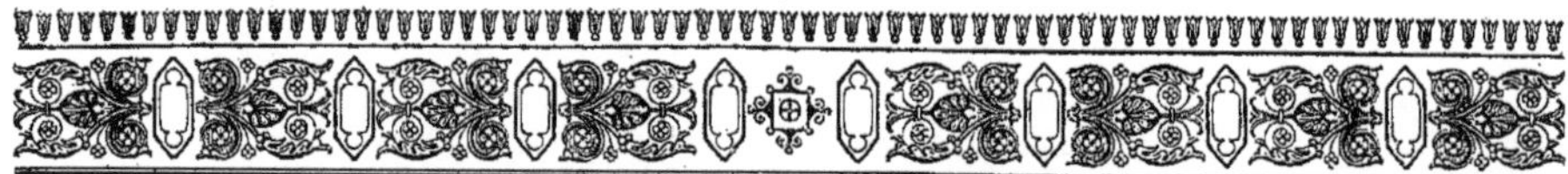

LIT ORTHORACHIDIQUE

POUR UNE TRIPLE INCURVATION,

CERVICALE A DROITE, DORSALE A GAUCHE

ET LOMBAIRE A DROITE.

Explication des Figures des Planches 1, 2, 3 & 4.

Pl. 1.re Plan du lit, vu en dessus.

Pl. 2.e Elévation géométrale sur la ligne *AB,* et dans le sens de la longueur du lit.

Pl. 3.e Fig. 1.re Élévation géométrale du lit prise de la ligne *CD,* et bornée à la ligne *EF.*

Fig. 2. Plan, vu en dessus de la longue chappe mobile i.

Fig. 3. Elévation de la longue chappe mobile i.

Pl. 4.e Elévation géométrale sur la ligne *GH* et dans le sens de la longueur du lit.

Les mêmes lettres ou chiffres indiquent les mêmes objets dans toutes les figures des quatre planches.

Nota. Pour l'explication des pièces déjà indiquées par les lettres A à L voir le Bâtis de lit pour le traitement des difformités en général; pour l'explication des lettres a à m' et des chiffres 1 à 47, voir le Lit orthorachidique; pour les lettres k' *bis* à z", *a* à *d* et les chiffres 44 *bis* à 79, voir le Lit orthorachidique pour une incurvation latérale droite du Rachis et, enfin, pour l'explication des pièces déjà désignées par les lettres *e* à *h* et les chiffres 80 à 85, voir le Lit orthorachidique pour une double incurvation du Rachis.

i, longue chappe mobile en cuivre.

j, *k*, pièces de recouvrement en cuivre et de forme circulaire, contenant les extrémités latérales de la longue chappe mobile *i*.

86, cinq trous percés obliquement dans l'épaisseur du plateau C, de manière à y adapter une sangle qui reçoit un coussin alongé; la seconde extrémité de cette sangle se fixe au moyen d'une brochette sur la planche V.

87, trou percé obliquement dans l'épaisseur de la planche V afin d'y fixer, au moyen d'une brochette, l'extrémité de la sangle qui correspond aux cinq trous 86.

88, partie de la pièce *i* formant une chappe saillante.

89, mortaise à l'intérieur de la chappe 88, contenant une poulie sur laquelle passe la corde attachée, par l'une de ses extrémités, à l'anneau du casque décrit dans la légende du fauteuil orthorachidique pour une triple incurvation. La seconde extrémité de cette corde se trouve fixée dans l'un des trous 14 du cylindre supérieur r.

90, 91, trous destinés à recevoir deux brochettes pour fixer la longue chappe mobile *i*.

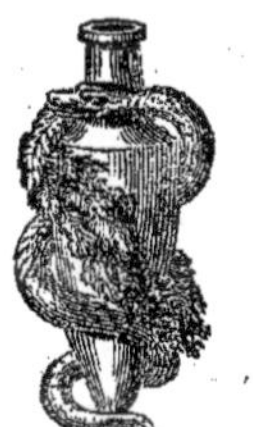

FAUTEUIL

ORTHORACHIDIQUE

POUR UNE TRIPLE INCURVATION,

CERVICALE A DROITE, DORSALE A GAUCHE

ET LOMBAIRE A DROITE.

Explication des Figures des Planches 1, 2 & 3.

Pl. 1.re, Fig. 1.re Plan du fauteuil, vu en dessus.

Fig. 2.e Élévation géométrale sur la ligne *CD*, ou prise à droite de l'appareil.

Pl. 2.e, Fig. 1.re Élévation géométrale du devant du fauteuil, prise sur la ligne *AB*.

Fig. 2.e Détail du petit rouleau cylindrique o".

Pl. 3.e Fig. 1.re Élévation géométrale du fauteuil prise de la ligne *EF*, ou par derrière.

Fig. 2.e Détail de la chappe mobile k".

Les mêmes lettres et chiffres indiquent les mêmes objets dans toutes les figures des trois planches.

Nota. Pour l'explication des pièces désignées par les lettres A à O voir le Bâtis de Fauteuil pour le traitement des difformités en général; pour l'explication des parties désignées par les lettres a à t et les chiffres 1 à 28, voir le Fauteuil orthorachidique; pour les lettres u à v et les chiffres 29 à 61 *bis*, voir le Fauteuil orthorachidique pour une incurvation latérale droite du rachis; et, enfin, pour les lettres x' à i" et les chiffres 62 à 73; voir le Fauteuil orthorachidique pour une double incurvation du rachis.

j", large traverse fixée, au moyen de vis, sur la face supérieure des travons K et L.

k", chappe mobile.

l", chappe verticale fixée, au moyen de vis, sur le travon L.

m", chappe en cuivre adaptée par des vis sur la face à droite du montant de derrière D.

n", lévier fixé, par une cheville en fer, dans la chappe m".

o", petit rouleau cylindrique adapté sur la face supérieure du plateau horizontal a. Ce rouleau a une brochette pour axe, et ses extrémités sont reçues par les oreilles d'une petite chappe en cuivre fixée sur le plateau horizontal.

p", longue pièce circulaire fixée à l'une de ses extrémités sur la face supérieure du travon K.

q", chappe verticale fixée, au moyen de vis, sur le travon K.

r", chappe en cuivre adaptée par des vis sur la face à gauche du montant de derrière C.

s", lévier fixé, par une cheville en fer, dans la chappe r".

74, mortaise pratiquée verticalement à l'axe de la large traverse j", pour recevoir la chappe mobile k".

74 *bis*, trous percés horizontalement dans la largeur de la traverse j", pour la pose d'une brochette destinée à fixer la chappe mobile k".

75, tenon inférieur de la chappe mobile k", reçu dans la mortaise 74. En affleurement du contrebas de la large traverse j", une brochette passe dans le tenon 75, afin que la chappe mobile ne puisse sortir de la mortaise 74.

76, loge de la poulie à l'extrémité supérieure de la chappe mobile k".

77, mortaise pratiquée à la sommité de la chappe verticale l", pour recevoir une poulie.

78, trou percé verticalement à l'extrémité du lévier n", pour la pose du cordeau destiné à le faire mouvoir

79, trou percé verticalement dans l'épaisseur du lévier n", pour fixer la corde qui passe par les poulies des chappes l" et k" pour soutenir le casque.

80, trous percés vers l'extrémité de l'un des supports des aisselles, pour fixer l'extrémité d'une sangle sur sa face extérieure.

81, mortaise pratiquée à l'extrémité de la longue pièce circulaire p", et destinée à placer une poulie.

82, mortaise pratiquée à la sommité de la chappe verticale q", pour recevoir une poulie.

83, trou percé verticalement à l'extrémité du lévier s", pour la pose d'un cordeau destiné à le faire mouvoir.

84, trou percé verticalement dans l'épaisseur du lévier s", afin de fixer l'extrémité de la corde qui passe par les poulies 82 et 81, et se lie ensuite sur la sangle pour circuler sous le petit rouleau o" et s'adapter dans les trous 80 de l'un des supports des aisselles.

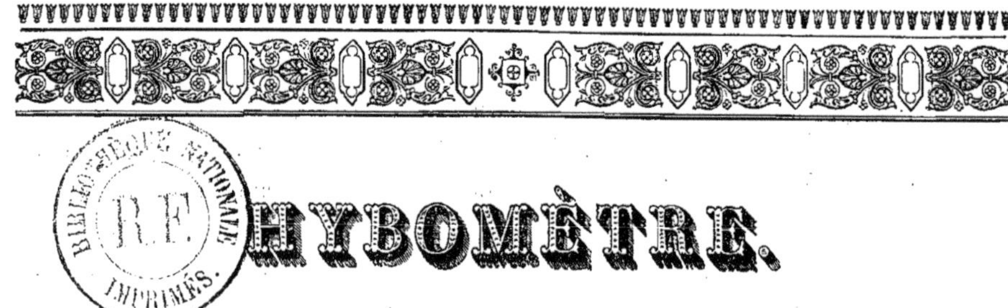

HYBOMÈTRE.

Explication des Figures des Planches 1, 2, 3, 4, 5, 6, 7, 8, 9, 10, 11 & 12.

Les mêmes lettres ou chiffres indiquent les mêmes objets dans toutes les Figures des douze Planches.

Pl. 1re, Fig. 1re, Coupe horizontale de l'hybomètre, prise sur la ligne *AB* et bornée à la ligne *CD*.

Fig. 2.e, Coupe horizontale de l'hybomètre, prise sur la ligne *EF* et bornée à la ligne *GH*.

Pl. 2.e, Fig. 1re, Coupe horizontale de l'hybomètre, prise sur la ligne *GH* et bornée à la ligne *IK*.

Fig. 2.e, Coupe horizontale de l'hybomètre, prise sur la ligne *IK*.

Pl. 3.e, Élévation géométrale prise de la ligne *LM*, ou devant de l'hybomètre.

Pl. 4.e, Élévation géométrale prise de la ligne *PQ*, ou face postérieure de l'hybomètre.

Pl. 5.e, Élévation géométrale prise de la ligne *NO*, ou face latérale droite de l'hybomètre.

Pl. 6.e, Fig. 1re, Plan vu en dessus de l'un des supports de la mesure pour déterminer la hauteur des membres thorachiques.

Fig. 2.e, Élévation du support q', prise de la ligne *RS*, ou face interne.

Fig. 3.e, Élévation de ce support, prise de la ligne *TU*, ou face externe.

Fig. 4.e, Elévation du même support q', prise de la ligne *VX*.

Pl. 7.e, Fig. 1re, Plan, vu en dessus, du plateau conducteur des lames.

Fig. 2, Plan, vu en dessous, du même plateau conducteur des lames.

Pl. 8.e, Fig. 1re, Plan en dessus et élévation latérale de l'une des lames du coursier f'.

Fig. 2, Détail d'un arrêt v'' et d'un rochet x'' avec son cliquet y''.

Fig. 3, Détail d'une bande de fer w".

Fig. 4, Plan, vu en dessous, du barreau qui sert à fixer les lames.

Fig. 5, Élévation, prise de la ligne EF, d'un plateau conducteur des lames.

Fig. 6, Élévation, prise de la ligne AB, de la face externe d'un plateau conducteur des lames.

Fig. 7, Élévation, prise de la ligne CD, de la face interne d'un plateau conducteur des lames.

Pl. 9.e, Fig. 1re, Plan, vu en dessus, du support mobile t.

Fig. 2, Élévation prise de la ligne GH du support mobile t, ou face externe.

Fig. 3, Élévation prise de la ligne IK du support mobile t, ou face interne.

Fig. 4, Élévation du support mobile t, prise de la ligne NO.

Fig. 5, Élévation du support mobile t, prise de la ligne LM.

Pl. 10e, Fig. 1re, Plan, vu en dessous, du support mobile t.

Fig. 2, Détail de la chappe en fer h".

Fig. 3, Détail de la chappe en fer f".

Fig. 4, Face de la planche circulaire qui ferme l'orifice de l'ouverture 75.

Fig. 5, Derrière de la planche circulaire qui ferme l'orifice de l'ouverture 75.

Fig. 6, Détail de la chappe en fer a' et de ses accessoires, placés dans l'ouverture 75.

Fig. 7, 8 et 9, Élévations des parties latérales et de l'extrémité de la chappe a' et de ses accessoires.

Fig. 10, Plan, vu en dessous, de la barre à équerre v.

Fig. 11, Élévation de la même barre à équerre v, prise de la ligne PQ.

Pl. 11e, Fig. 1re, Plan du couronnement de l'hybomètre, vu en dessus.

Fig. 2, Élévation de ce couronnement, prise de la ligne RS.

Fig. 3, Élévation du même couronnement, prise de la ligne TU.

Fig. 4, Plan, vu en dessus, de la barre v' du support du casque.

Fig. 5, Élévation latérale de la barre v' du support du casque.

Fig. 6, Détail du devant du pendentif S.

Fig. 7, Face postérieure du pendentif S.

Fig. 8, Élévation latérale du même pendentif S.

Fig. 9, Plan, vu en dessus, du même pendentif S.

Pl. 12e, Fig. 1re, Plan, vu en dessus, de la planche à dessiner z".

Fig. 2, Élévation de la planche à dessiner z", prise dans le sens de sa longueur.

Fig. 3, Vide intérieur du pendentif S.

Fig. 4, Extrêmité de la lanterne c', contenue dans le pendentif S.

Fig. 5, Élévation latérale de la lanterne c', contenue dans le pendentif S.

Fig. 6 et 7, Détails des béquilles à coulisses.

A, plate-forme de l'hybomètre.

B, C, piliers antérieurs soutenant la corniche ou le couronnement.

D, E, piliers postérieurs soutenant aussi la corniche ou le couronnement.

F G, traverses à épaulement, qui sert à assembler inférieurement les piliers CE et BD.

H, I, frises à droite et à gauche de l'hybomètre, qui sert à assembler la partie supérieure des piliers BD et CE. (*La frise* I *n'est pas visible dans les planches dressées*).

J, corniche ou couronnement de l'hybomètre.

K, L, M, N, Frontons surmontant la corniche.

O, P, Q, R, pendentifs en forme de demi-sphère tronquée adaptés sur les quatre piliers et à la partie inférieure des frises HI. (*Les pendentifs* QR *ne sont pas représentés dans les planches*).

S, T, pendentifs en forme de sphère tronquée, assemblés à la partie inférieure et moyenne des frises HI. (*Le pendentif* T *n'est pas visible dans les planches dressées*)

U, V, poulies à l'orifice des quatre rainures 24, 25, 26 et 27.

W, plaque en fer, fixée par des vis dans l'intérieur du pendentif S.

XY, coussinets du cylindre en cuivre Z.

Z, cylindre en cuivre sur lequel roule la corde qui passe par le canal 28.

a, plateau de la plate-forme A. (*Le plateau n'est pas visible dans les planches dressées*).

b, b, b, b, chassis carré, assemblé à tenons et mortaises, supportant le plateau a. (*Le chassis* bb *ne se trouve pas représenté dans les planches*).

c, c, c, c, quatre pièces en bois unies par rapprochement et colliers aux traverses antérieures et postérieures du chassis b, b, b, b. (*Ces quatre pièces ne sont pas visibles dans les planches*).

d, d, pièces qui déterminent l'espacement des traverses antérieure et postérieure. (*Ces deux pièces ne sont pas visibles dans les planches dressées*).

e, chappe en cuivre qui contient le guide g.

f, autre chappe en cuivre qui contient le même guide g.

g, guide en bois de la partie destinée au placement des pieds.

h, traverse en forme de T, assemblée à l'extrêmité du guide g.

i, j, costières dont les tenons 15 et 16 pénètrent dans les mortaises 11 et 12.

k, l, m, n, lames de cuivre divisées en pouces et lignes encastrées dans les faces antérieures des piliers BC et postérieures des piliers DE.

o, p, lames en bois reçues dans les mortaises 89 et 90.

q, r, supports de la mesure pour déterminer la hauteur des membres thorachiques.

s, traverses de la mesure, assemblées aux extrêmités internes des lames en bois o p.

t, u, supports mobiles des plateaux conducteurs des lames.

, barre à équerre qui sert à déterminer la hauteur du corps.

v, partie supérieure de la barre à équerre v.

, partie inférieure et fixe de la barre v.

, équerre fixée sur la barre v au moyen d'un axe en fer 95.

', a', chappes en fer contenant les arbres b'b' des lanternes c'c'.

', b', arbres en fer des lanternes c'c'.

', c', lanternes contenues dans les chappes en fer a'a'.

', disques en fer, adaptés sur le carré 44 des arbres b'. Ces disques sont armés d'un style.

', cercles en cuivre adaptés sur les planches circulaires qui ferment les entrées contenant les chappes a'.

', coursier du plateau conducteur des lames.

', encaissement du coursier f'.

', i', j', k', chappes en fer, contenant les poulies U,U,V,V.

, m', n', o', coussinets en fer fixés par des vis sur les rives des coursiers 58, 58.

', arbre horizontal dont les tourillons reposent sur les coussinets l', m', n' et o',

',r', lanternes assemblées sur l'arbre p'.

, s', t', t', galets fixés par des vis sur les parois à droite et à gauche et sur la face inférieure des entailles 64 et 65.

', croisillon du support du casque.

', barre du support du casque.

', x', pièce en cuivre garnissant les extrêmités de la barre v'.

', faces supérieures des supports mobilies t, u.

, faces externes des supports mobiles t, u.

', faces internes des supports mobiles t, u,

", longs tasseaux fixés par de fortes vis sur les faces internes des supports mobiles.

", d", pièces en bois entre les coursiers des supports mobiles.

" pièces en bois à l'extrêmité des coursiers antérieurs.

' chappes en fer, contenant chacune deux poulies, fixées sur les bords inférieurs de la partie interne des supports mobiles.

", pièce en bois à l'extrêmité des coursiers postérieurs.

", chappes en fer fixées à l'extrêmité postérieure des supports mobiles, elles contiennent chacune deux poulies destinées au passage des cordeaux.

", i", j", j", trous circulaires percés vers le bord interne du cousier des lames, pour le passage des broches à vis qui servent à maintenir le barreau.

", k", trous verticaux pour la pose des brochettes qui fixent les plateaux conducteurs.

", l", guides en fer destinés à maintenir les lames.

", m", lames en fer fixées par des vis dans les entailles des bords latéraux des coursiers f'.

n", o", entailles pratiquées dans les bords latéraux des coursiers f', contenant des chappes en cuivre avec galets.

p", p", lames en fer qui forment la base des barreaux servant à fixer la mesure de la périphérie du corps.

q", q", feuillures à la partie supérieure des lames en fer p", p".

r", pièces en bois remplissant l'espace compris entre les lames externe et interne p"p".

s", s", s", trous percés horizontalement dans l'épaisseur du barreau, afin de recevoir les vis qui tiennent entr'elles les lames en fer p"p" et la pièce en bois r".

t", t", neuf trous percés horizontalement en travers de chaque lame externe p", pour recevoir les axes des arrêts v".

u", u", neuf trous percés horizontalement à proximité des trous t", t" pour recevoir les vis des cliquets y".

v", v", arrêts en fer contenus entre les lames p", p" et destinés à exercer une pression sur les bandes w"w".

w", w", bandes en fer dont les extrémités sont relevées à angle droit. Ces bandes se pensent sur les lames du coursier.

x", x", rochets, ou roues dentées en cuivre, assemblés sur l'extrémité des axes des arrêts en fer v", v".

y", y", cliquets montés sur la tête des vis qui pénètrent dans les neuf trous u", u".

z", planche à dessiner qui se place dans l'intervalle des coursiers f'.

1, 2, 3, 4, trous percés pour loger les têtes des boulons destinés à fixer et à maintenir les quatre piliers de l'hybomètre. (*Ces trous ne sont pas visibles dans les planches*).

5, 6, 7, 8, ouvertures au centre des trous 1, 2, 3, 4, pour le passage des quatre boulons. (*Ces ouvertures ne sont pas représentées dans les planches*).

9, 10, mortaises aux angles du chassis, destinées à recevoir les tenons des quatre piliers. (*Ces mortaises ne sont pas visibles dans les planches*).

10 *bis* trous percés dans l'épaisseur du guide g, pour la pose d'une brochette.

11, 12, mortaises pratiquées dans l'épaisseur de la traverse h pour recevoir les tenons des costières i, j.

13, 14, trous percés verticalement dans l'épaisseur de la traverse h, afin de poser des brochettes qui forment charnière.

15, 16, tenons des costières i, j.

17, 18, trous percés verticalement dans l'épaisseur des tenons 15 et 16, pour recevoir les brochettes qui pénètrent dans les trous 13 et 14. (*Ces trous ne sont pas visibles dans les planches dressées*).

19, 20, trous percés circulairement sur la plate-forme A et destinés à recevoir les brochettes qui règlent la direction des costières i, j.

21, rainures pratiquées sur la face interne des piliers BC pour diriger les lames en cuivre qui se trouvent aux extrémités de la mesure pour déterminer la hauteur de la personne.

22, 23, trous de deux lignes de diamètre percés horizontalement de six lignes en six lignes de distance sur les lames en cuivres k, l, m, n, pour la pose de brochettes.

24, 25, 26, 27, rainures pratiquées dans toute la hauteur des frises HI pour le passage des cordes.

28, canal creusé dans la hauteur de la frise H à partir du pendentif S.

29, 30, mortaises pratiquées dans la partie moyenne et inférieure de la frise H, pour recevoir les tenons 31 et 32 du pendentif S. (*Ces deux mortaises ne sont pas visibles dans les planches dressées*)

31, 32, tenons du pendentif S.

33, 34, tenons percés dans les coussinets XY pour la pose de la cheville en fer servant d'axe au cylindre Z.

35, ouverture dans la plaque en fer W pour le passage de la corde qui circule sur le cylindre Z.

36, 37, entailles pratiquées pour recevoir les parties latérales des chappes en fer a', a'.

38, 39, entailles faites sur les bords des chappes a' a' afin de recevoir les arbres b', b'.

40, 40, trous percés sur les bords des entailles 38 et 39, pour la pose d'une cheville ou arrêt en fer.

41, 41, extrêmités internes des arbres b', b', formant tourillons.

42, 42, portions des arbres b' b' contenues dans les chappes a' a'.

43, 43, parties externes des arbres b' b' formant tourillons.

44, 44, extrêmités des arbres b' b' formant un carré de cinq lignes et demie de côté.

45, 45, plaques en fer garnissant les extrêmités des lanternes c' c'. (*Ces plaques ne sont pas visibles dans les planches dressées*).

46, 47, 48, 49, mortaises dans la corniche pour les tenons supérieurs des quatre piliers. (*Ces mortaises ne sont pas visibles dans les planches*).

50, 51, 52, 53, trous pratiqués aux quatre angles du couronnement pour recevoir la tête des vis qui maintiennent l'assemblage avec les piliers.

54, 55, 56, 57, prolongemens des trous 50, 51, 52 et 53 pour recevoir les vis dans toute leur longueur. (*Ces prolongemens ne sont pas visibles dans les planches*).

58, 58, coursiers pratiqués au-dessus de la corniche pour le passage des cordes qui s'introduisent dans les rainures 24, 25, 26 et 27.

59, 60, 61, 62, prolongemens des rainures 24, 25, 26 et 27, dans toute la hauteur de la corniche.

63, trou percé dans le fond du coursier 58, en prolongement du canal 28.

64, 65, entailles horizontales à la partie inférieure du cavet de la corniche.

66, entaille à mi-longueur du croisillon u', pour recevoir la barre v' du support du casque.

67, entaille à mi-longueur de la barre v', pour recevoir le croisillon du support du casque.

68, trou percé verticalement dans l'épaisseur de la barre v' pour le passage de la corde qui soutient le casque.

69, poulie sur laquelle passe la corde du casque.

70, poulie sur laquelle passe la corde qui soutient le contre-poids du casque.

71, trou percé verticalement dans l'épaisseur de la barre v' pour le passage de la corde du contre-poids du casque.

72, trous percés verticalement à l'extrêmité des pièces en cuivre w', x' pour la pose d'une soie ou fil à plomb.

73, 74, trous aux extrêmités des supports mobiles t u.

75, trous circulaires dans l'épaisseur des planches qui forment les faces externes des supports mobiles, pour recevoir une chappe en fer.

76, 77, mortaises aux extrêmités des supports mobiles t u, dans lesquelles des galets sont placés.

78, 79, mortaises dans lesquelles des galets sont placés aux extrêmités des longs tasseaux b".

80, entailles dans les pièces en bois c", d", pour le passage de deux cordeaux.

81, entailles profondes, formant gouttières, pour le passage de cordeaux dans la partie inférieure des pièces en bois e".

82, rainures pour le passage de cordeaux aux extrêmités des supports mobiles t u.

82 *bis*, galets sur la partie interne des épaulemens des faces z' des supports mobiles.

83, galets à l'extrêmité des supports q, r, sur les faces où commencent les enfourchemens 84 et 85.

84, 85, enfourchemens des extrêmités des supports de la mesure pour déterminer la hauteur des membres thorachiques.

86, galets placés transversalement à la base des enfourchemens 84 et 85 en à-plomb sous les épaulemens.

87, galets à la partie supérieure des épaulemens des supports q, r.

88, galets fixés sur les côtés courts des enfourchemens 84 et 85.

89, 90, mortaises horizontales dans toute l'épaisseur des supports q r, pour contenir et diriger les lames en bois o p.

91, 92, pitons adaptés sur la face supérieure et aux extrêmités des supports q r.

93, 93, entailles faites sur la face inférieure des coursiers f', pour recevoir des chappes en cuivre avec galets.

94, entaille circulaire à l'extrémité interne de la partie inférieure x de la barre à équerre v.
95, axe en fer de l'équerre y.
96, lame en cuivre ou arrêt à l'extrémité externe de l'équerre y.
97, 98, épaulemens de la barre à équerre v.
99, 99, rainures aux extrêmités de la barre à équerre v, contenant des lames en cuivre qui remplissent les fonctions de guide.
100, branches en cuivre, formant équerres; leurs parties libres servent de styles.
101, pitons fixés sur la face supérieure de la barre à équerre v.
102, 102, chappes en cuivre, avec poulies, fixées sur la face inférieure de la partie antérieure du couronnement de l'hybomètre.
103, 103, chappes en cuivre, avec poulies, fixées sur la face inférieure de la partie postérieure du couronnement de l'hybomètre.
104, chappe à crochet supportant le poids 105.
105, poids destiné à tendre les cordeaux fixés aux pitons 101.

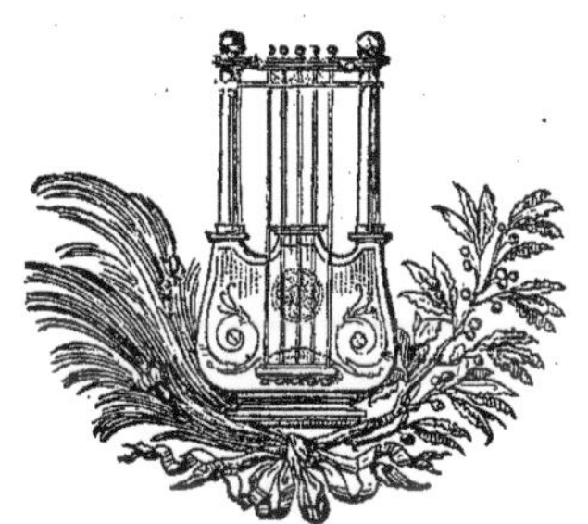

CASQUE.

Explication de la Planche.

A, pièce en cuir formant la base du casque.
B, ouverture en avant du casque.
C, coussin garnissant la pièce en cuir A.
DDDD, bandes de cuir ou supports.
E, croisement des bandes à la partie supérieure du casque.
F, anneau.
G, cercle en fil de fer pour maintenir l'écartement des bandes.
H, broche adaptée sur la face inférieure de la pièce en cuir A.
I, ouverture destinée à recevoir la broche H.
1, brochette qui se passe dans le trou horizontal 2.
2, trou horizontal dans l'épaisseur de la broche H.

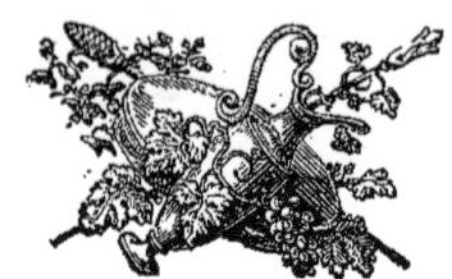

LIT ORTHORACHIDIQUE

POUR UNE SCOLIOSE DORSALE

avec incurvation à gauche et saillie du sternum

(ESTOMAC DE CHAPON.)

Explication des Figures des Planches 1, 2, 3 & 4.

PL. 1.re, Plan du lit, vu en dessus.

PL. 2.e, Élévation géométrale sur la ligne *AB*, et dans le sens de la longueur du lit.

PL. 3.e, FIG. 1.re, Élévation géométrale du lit sur la ligne *EF*, et bornée à la ligne *GH*,

FIG. 2.e Élévation géométrale de la tête du lit, prise de la ligne *CD* et bornée à la ligne *EF*.

PL. 4.e, FIG. 1.re, Coupe du plateau *e* et de la planche v, prise dans une disposition parallèle à la ligne *AB*, et détails de la presse *j*, de son moteur, et de la chappe *r*.

FIG. 2.e Détails de la presse *j* et de son moteur, pris de la ligne *EF*.

Les mêmes lettres ou chiffres indiquent les mêmes objets dans toutes les figures des quatre planches.

NOTA. Pour l'explication des lettres A à L voir le Bâtis de Lit pour le traitement des difformités en général; pour l'explication des lettres a à m' et des chiffres 1 à 47, voir le Lit orthorachidique; et, enfin, pour l'explication des lettres k' *bis* à z', a'' à z'', *a* à *d* et des chiffres 44 *bis* à 79 voir le Lit orthorachidique pour une incurvation latérale droite du rachis (*région dorsale*). Les pièces j, j, n, n, o, p, p, q, r, s et u des appareils qui viennent d'être rappelés sont supprimées dans celui qui nous occupe et sont remplacées par la presse suivante.

e, plateau fixé par des vis sur les longues traverses mobiles G H.

f, *g*, *h*, *i*, montans de la presse.

j, joue de la presse sur laquelle un coussin se trouve adapté.

k, planche de couronnement qui reçoit l'appui *l* du lévier *m*.

l, appui du lévier.

m, lévier.

n, équerre du lévier *m*.

o, *p*, consoles fixées par des vis sur la face inférieure du plateau *e*.

q, cylindre des brassières.

r, chappe en bois, adaptée sur la face inférieure de la planche v, contenant une poulie qui reçoit sur sa gorge le cordeau du lévier f'.

80, 81, 82, 83, mortaises pratiquées verticalement dans l'épaisseur du plateau *l*, pour laisser glisser les quatre montans *f*, *g*, *h*, *i*.

84, 85, 86, 87, mortaises dans la joue *j*, qui reçoivent la partie inférieure des quatre montans *f*, *g*, *h*, *i*.

88, 89, 90, 91, mortaises pratiquées verticalement dans toute l'épaisseur de la planche de couronnement *k*, pour recevoir la partie supérieure des montans *f*, *g*, *h*, *i*.

92, mortaise au milieu de la face supérieure de la planche de couronnement *k*, pour recevoir le tenon de l'appui *l*.

93, mortaise dans l'épaisseur du lévier *m*, destinée au passage de l'appui *l*.

94, trous percés à l'extrémité du lévier *m*, pour le passage d'une corde.

95, 96, trous percés à l'extrémité de l'équerre *n* du lévier *m*, pour le passage de la corde qui sert à fixer le lévier

97, 98, trous percés verticalement dans l'épaisseur du plateau *l*, pour le passage de la corde de l'équerre *n*.

99, trous percés sur la face supérieure de la console *o*.

100, trou dans la partie moyenne du cylindre *q*, pour le passage de la brochette destinée à le faire manœuvrer et à le fixer

101, 102, trous dans le cylindre *q*, pour le passage des cordes qui correspondent aux brassières.

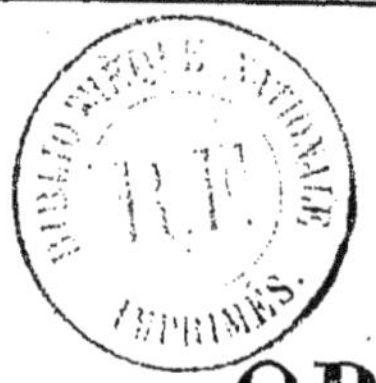

FAUTEUIL ORTHORACHIDIQUE

POUR UNE SCOLIOSE DORSALE,

avec incurvation à gauche et saillie du sternum

(ESTOMAC DE CHAPON.)

Explication des Figures des Planches 1 & 2.

PL. 1.re, FIG. 1.re, Plan du fauteuil, vu en dessus.

FIG. 2.e Élévation géométrale sur la ligne *CD*, ou prise à droite de l'appareil.

PL. 2.e, FIG. 1.re, Élévation géométrale du devant du fauteuil, prise de la ligne *AB*.

FIG. 2.e, Développement de la pièce mobile y', etc, pris de la ligne *AB*.

FIG. 3.e, Développement des guides z', a'', b'', c'', de la joue d'', pris de la ligne *CD*.

Les mêmes lettres et chiffres indiquent les mêmes objets dans toutes les figures des deux planches.

NOTA. Pour l'explication des pièces désignées par les lettres A à O voir le Bâtis de Fauteuil pour le traitement des difformités en général; pour les parties désignées par les lettres a à t et les chiffres 1 à 28, voir le Fauteuil orthorachidique, et enfin pour l'explication des lettres u à v' et les chiffres 29 à 61 *bis*, voir le Fauteuil orthorachidique pour une incurvation latérale droite du rachis.

w', équerre en fer, fixée par des vis, sur la face extérieure du large montant n'.

x', petite pièce en bois, fixée sur le support à droite l' et recevant la cheville en fer 63.

y', pièce mobile recevant les guides z', a'', b'' et c''.

z', a'', b'' c'', guides de la joue d''.

d'', joue garnie d'un coussin.

62, enfourchement à l'extrémité antérieure de la pièce à épaulement g', pour recevoir et fixer l'extrémité libre de la pièce y'.

63, cheville en fer servant d'axe à la pièce mobile y', et traversant verticalement l'équerre w' et la petite pièce x'.

64, 65, 66, 67, mortaises percées à l'axe de la pièce mobile y', pour recevoir les guides z', a'', b'' et c''.

68, 69, 70, 71, trous percés verticalement dans l'épaisseur des guides z', a'', b'', c'', pour la pose de brochettes destinées à fixer la disposition à donner à la joue d''. (*Le trou 70 n'est pas visible dans les planches.*)

72, 73, 74, 75, mortaises creusées dans les trois quarts de l'épaisseur de la joue d'', pour recevoir les tenons des extrémités postérieures des guides. (*La mortaise 74 n'est pas visible dans les planches dressées.*)

FAUTEUIL ORTHORACHIDIQUE

POUR UNE SCOLIOSE DORSALE

AVEC INCURVATION TRÈS-FORTE A GAUCHE.

REDRESSEMENT DE LA TÊTE AU MOYEN DU CASQUE.

Explication des Figures des Planches 1, 2 & 3.

PL. 1.re, FIG. 1.re, Plan du fauteuil, vu en dessus.

FIG. 2, Élévation géométrale du côté droit du fauteuil, prise de la ligne *CD*.

PL. 2.e, Elévation géométrale du devant du fauteuil, prise de la ligne *AB*.

PL. 3e., Élévation géométrale du fauteuil prise de la ligne *EF*, ou par derrière.

Les mêmes lettres ou chiffres indiquent les mêmes objets dans toutes les figures des trois Planches.

NOTA. Pour l'explication des pièces déjà désignées par les lettres A à O voir le Bâtis de fauteuil pour le traitement des difformités en général; pour les parties désignées par les lettres a à t et les chiffres 1 à 28 voir le Fauteuil orthorachidique, et enfin pour les pièces désignées par les lettres u à v' et les chiffres 29 à 61 *bis* voir le Fauteuil orthorachidique pour une incurvation latérale droite du rachis.

w', traverse fixée, au moyen de vis, sur la face supérieure des travons K et L.

x', chappe verticale dont le tenon inférieur pénètre dans la mortaise 62.

y', chappe à console verticale adaptée, au moyen de vis, sur la face extérieure du travon K.

z', chappe en cuivre et à équerres, fixée par des vis sur le montant de derrière C, et contenant l'extrémité postérieure du lévier a".

a", lévier.

62, mortaise pratiquée au centre de la traverse w', pour recevoir le tenon de la chappe verticale x'.

63, mortaise percée dans la largeur de la chappe verticale x', pour permettre la pose d'une poulie.

64, trou percé verticalement dans l'épaisseur de la traverse w', pour le passage de la corde qui suspend le casque.

65, mortaise dans la chappe à console verticale y', contenant une poulie dans la direction de la mortaise 63.

66, trou percé horizontalement à l'extrémité postérieure du lévier a'', pour le passage d'une brochette qui le fixe dans la chappe en cuivre z'.

67, trou percé verticalement dans l'épaisseur du lévier a'', pour le passage de la corde qui supporte le casque.

et 68, trou percé verticalement à l'extrémité antérieure du lévier a'', destiné à recevoir la corde qui fait mouvoir ce lévier.

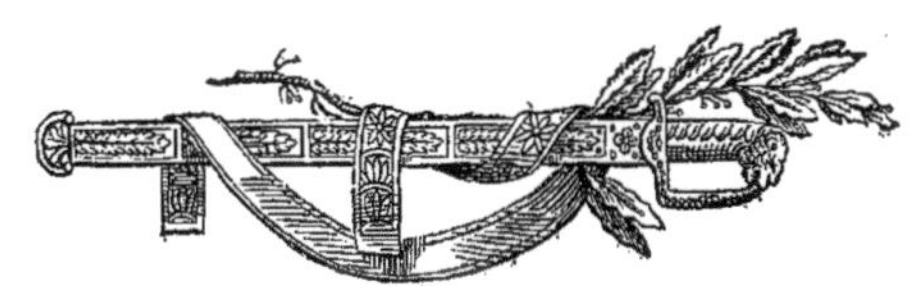

LIT ORTHORACHIDIQUE

POUR UNE SCOLIOSE DORSALE

AVEC INCURVATION TRÈS-FORTE A GAUCHE.

REDRESSEMENT DE LA TÊTE AU MOYEN DU CASQUE.

Explication des Figures des Planches 1, 2, 3 & 4.

Pl. 1.re, Plan du lit, vu en dessus.

Pl. 2.e, Elévation géométrale sur la ligne *AB*, et dans le sens de la longueur du lit.

Pl. 3.e, Elévation géométrale du lit prise de la ligne *CD*, et bornée à la ligne *EF*.

Pl. 4.e, Elévation géométrale sur la ligne *GH*, et dans le sens de la longueur du lit.

Les mêmes lettres ou chiffres indiquent les mêmes objets dans toutes les figures des quatre planches.

Nota. Pour l'explication des pièces déjà indiquées par les lettres A à L voir le bâtis de lit pour le traitement des difformités en général; pour l'explication des lettres a à m' et des chiffres 1 à 47 voir le lit arthorachidique, et pour les lettres k' bis à z'', *a* à *d* et les chiffres 44 à 79 voir le lit orthorachidique pour une incurvation latérale droite du rachis.

e, chappe en cuivre, fixée obliquement par des vis, sur le cylindre en bois qui répond à la tête du lit.

f, lévier destiné à imprimer le mouvement d'extension au casque.

80, mortaise traversant la chappe en cuivre *e*, pour recevoir une poulie.

81, trou percé à la plus forte extrémité du lévier *f*, pour le passage d'une brochette destinée à le fixer sur le cylindre r.

82, trous percés diamètralement dans l'épaisseur du cylindre r, pour recevoir la brochette destinée à fixer le lévier *f*.

83, trou percé à l'extrémité la plus faible du lévier *f*, pour le passage de la corde qui sert à le faire mouvoir.

84, trou percé diamétralement dans l'épaisseur du cylindre r, pour fixer la corde qui correspond au casque.

Et 85, trous percés verticalement dans l'épaisseur de la partie moyenne de la traverse o, pour la pose de brochettes.

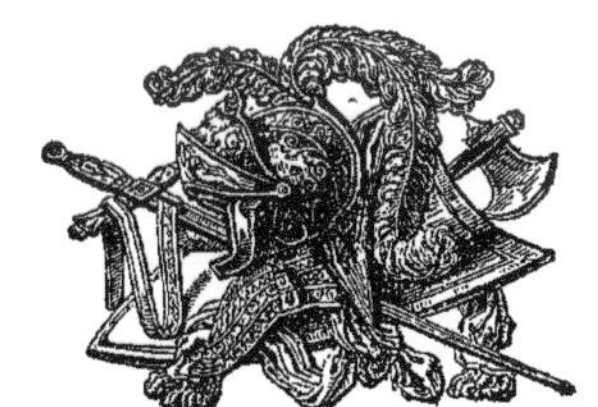

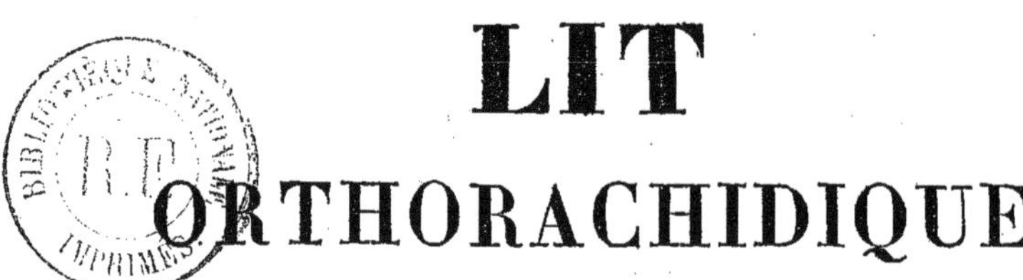

LIT ORTHORACHIDIQUE

pour une scoliose dorsale

AVEC INCURVATION A GAUCHE

ET APLATISSEMENT DE LA POITRINE DE DEVANT EN ARRIÈRE.

Explication des Figures des Planches 1, 2, 3, 4 & 5.

Pl. 1re, Plan du lit, vu en dessus.

Pl. 2.e, Elévation géométrale de la tête du lit, prise de la ligne *AB* et bornée à la ligne *CD*.

Pl. 3.e, Elévation géométrale du lit dans le sens de la longueur, ou prise de la ligne *EF*.

Pl. 4.e, Plan, vu en dessus, de la presse verticale v', de la presse f", etc.

Pl. 5.e, **Fig. 1re**, Elévation géométrale des presses, prise de la ligne *IK*.

Fig. 2.e, Elévation géométrale des presses, prise de la ligne *GH*.

Les mêmes lettres et chiffres indiquent les mêmes objets dans toutes les Figures des cinq Planches.

Nota. Pour l'explication des pièces désignées par les lettres A à L voir le Bâtis de lit pour le traitement des difformités en général; pour les parties désignées par les lettres a à m' et les chiffres 1 à 47 voir le Lit orthorachidique.

n', n', chappes dont les tenons inférieurs sont reçus dans les mortaises 49 des coursiers k" l".

p' q', guides en bois contenus dans les mortaises supérieures 53, 53.

r' s', guides en bois contenus dans les mortaises inférieures 54, 55. (Le guide r' n'est pas visible dans les planches.)

t', u', petites lames en cuivre adaptées au moyen de vis au-dessous des mortaises 54 et 55 des chappes n' n'. (La lame t' n'est pas représentée dans les planches.)

v', v', presses verticales garnies de coussins.

w', x', tasseaux fixés verticalement sur les faces externes des presses v' v'.

y', y', léviers adaptés à la partie supérieure des supports z' z'.

z' z', supports dont les tenons inférieurs pénètrent dans les mortaises 69, 69.

a'', a'', équerres en fer fixées sur la face des supports z' z' qui répond au bord inférieur du plateau c.

b'', pièce mobile recouvrant les mortaises 70, 70 de la traverse F.

c'', d'', chappes fixées par des vis sur le plateau c aux extrêmités du coursier k''.

e'', guide dont les tenons sont reçus par les chappes c'' d''.

f'', presse garnie d'un coussin. Le tenon de cette presse l'assemble avec le guide e''.

k'', l'', coursiers fixés par des vis sur la face supérieure du plateau c.

48, entailles sous les coursiers k'' l''.

49, 49, mortaises verticales pratiquées dans l'épaisseur des coursiers k'' l''.

50, 50, trous percés horizontalement dans l'épaisseur des coursiers k'' l'' pour la pose des brochettes.

51, 51, tenons inférieurs des chappes n' n'.

52, 52, trous percés horizontalement dans l'épaisseur des tenons 51, 51, pour la pose de chevilles en fer.

53, 53, mortaises supérieures dans l'épaisseur des chappes n' n', pour recevoir les guides en bois p', q'.

54, 55, mortaises inférieures dans l'épaisseur des chappes n' n', pour recevoir les guides en bois r' s'. (La mortaise 54 n'est pas visible dans les planches.)

56, 57, échancrures aux petites lames en cuivre t' u' qui laissent à découvert l'un des trous 50, 50 et permettent d'y introduire une brochette. (L'échancrure 56 n'est pas représentée dans les planches.)

58, 59, 60, 61, extrêmité interne des guides en bois p' q' r' s'. (Le point 60 n'est pas visible dans les planches.)

62, 63, 64, 65, extrêmité externe des guides en bois p' q' r' s'. (Le point 64 n'est pas visible dans les planches.)

66, 66, 67, 67, mortaises horizontales pratiquées dans l'épaisseur des léviers y', y' pour recevoir les extrêmités externes des guides p' q' r' s'.

69, 69, mortaises dans l'épaisseur du plateau c pour recevoir les tenons des supports z' z'.

70, 70, longues mortaises horizontales pratiquées dans l'épaisseur de la traverse F, pour recevoir les extrêmités des léviers y' y'.

71, 71, mortaises contenant des poulies établies dans l'épaisseur de la traverse F.

72, 72, trous percés en sens opposés en travers des cylindres r, pour le passage des chevilles destinées à arrêter ces mêmes cylindres.

73, 73, trous percés diamétralement en travers des cylindres r pour la pose de deux cordes.

75, 76, trous percés dans l'épaisseur du plateau c, près des bords internes des chappes c" d", pour recevoir les brochettes qui fixent le guide e".

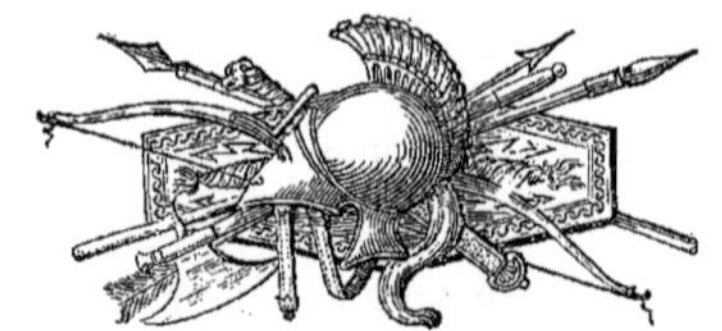

FAUTEUIL ORTHORACHIDIQUE

pour une scoliose dorsale

AVEC INCURVATION A GAUCHE

ET APLATISSEMENT DE LA POITRINE DE DEVANT EN ARRIÈRE.

Explication des Figures des Planches 1, 2, 3, 4, 5 & 6.

PL. 1.re, Plan du fauteuil, vu en dessus.
PL. 2.e, Elévation géométrale du devant du fauteuil, prise de la ligne *A B.*
PL. 3.e, Elévation géométrale du côté droit du fauteuil, prise de la ligne *C D.*
PL. 4.e, Elévation géométrale du derrière du fauteuil, prise de la ligne *E F.*
PL. 5.e, Elévation géométrale du côté gauche du fauteuil, prise de la ligne *G H.*
PL. 6.e, FIG. 1.re, Plan, vu en dessus, des presses placées à gauche du fauteuil.
FIG. 2.e, Elévation géométrale prise de la ligne *I K* de la Figure 1.re.

Les mêmes lettres et chiffres indiquent les mêmes objets dans toutes les Figures des six Planches.

NOTA. Pour l'explication des pièces désignées par les lettres A à O voir le Bâtis de fauteuil pour le traitement des difformités en général ; pour les parties désignées par les lettres a à t et les chiffres 1 à 28 voir le Fauteuil orthorachidique, et enfin pour l'explication des lettres u à v' et des chiffres 29 à 61 *bis*, voir le Fauteuil orthorachidique pour une incurvation latérale droite du rachis.

w', pièce mobile, dont le tenon circule dans la longue mortaise 62.

x', guide de la presse b".

y', bras mobile qui reçoit l'extrêmité du guide x'.

y' *bis*, lame en cuivre, à échancrure 65, maintenue par des vis sur la face extérieure de la pièce mobile w'.

z', pièce formant support dont l'extrêmité postérieure est fixée par des vis sur la face supérieure du support e'.

a", console fixée par des vis sur la partie supérieure du large montant f'.

b", presse de quatre pouces en carré, garnie d'un coussin.

c", tasseau supérieur adapté par des vis sur la face plane de la presse b".

d", tasseau inférieur adapté par des vis sur la face plane de la presse b".

e", joue de la presse qui doit agir snr la gibbosité.

f", coin adapté sur la face plane de la joue e".

g", longue pièce formant bras, sur lequel le coin f" se trouve fixé au moyen de vis.

h", pièce formant le pivot de la presse.

i", pièce destinée à transmettre à la presse le mouvement imprimé à l'arbre vertical k.

j", tasseau supérieur fixé par des vis sur le bord postérieur du plateau horizontal a.

k", tasseau inférieur fixé par des vis sur le bord postérieur de la traverse b'.

62, longue mortaise pratiquée dans le support e', pour recevoir le tenon de la pièce mobile w'.

63, trous percés horizontalement dans la face externe du support e'. Ils permettent le placement d'une brochette qui fixe la pièce mobile w'.

64, mortaise qui traverse horizontalement la pièce mobile w', pour recevoir le guide x'.

65, échancrure à la partie inférieure de la lame en cuivre y' *bis*.

66, tenons inférieurs de la pièce mobile w', reçus dans la longue mortaise 62.

67, trous percés horizontalement en travers des tenons de la pièce mobile w', pour recevoir deux chevilles en fer.

68, tenon à l'extrêmité interne du guide x'.

69, trous percés de haut en bas dans l'épaisseur de l'extrêmité extérieure du guide x', pour la pose de brochettes.

70, tenon à l'extrêmité postérieure du bras mobile y'.

71, mortaise horizontale pratiquée dans l'épaisseur du bras mobile y', pour recevoir l'extrêmité du guide x'.

72, enfourchement à l'extrêmité antérieure de la pièce z', pour recevoir le tenon 70 du bras mobile y'.

73, 73, trous superposés percés verticalement dans l'épaisseur des tasseaux c" d" et du tenon 68.

74, tenon à l'extrêmité interne de la pièce h".

75, 75, trous percés verticalement dans l'épaisseur de la pièce h'', pour la pose d'une brochette servant de pivot.

76, 76, trous percés verticalement dans l'épaisseur du support e', pour recevoir la brochette traversant l'un des trous 75.

77, 77, trous percés verticalement dans l'épaisseur des tasseaux j'' et k'', pour la pose d'une brochette.

78, 78, trous percés verticalement dans l'épaisseur de la pièce i'', pour la pose d'une brochette servant de pivot.

79, trou percé horizontalement dans l'épaisseur de la pièce i'', pour le passage d'un cordeau.

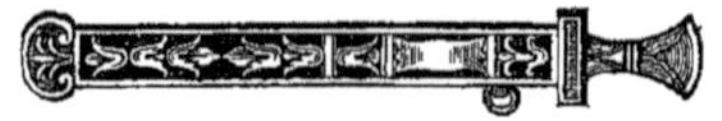

FAUTEUIL ORTHORACHIDIQUE

POUR UNE SCOLIOSE DORSALE,

AVEC INCURVATION A GAUCHE, TORSION TRÈS CONSIDÉRABLE DU TRONC, CROISEMENT DES GENOUX, ETC.

Explication des Figures des Planches 1, 2 & 3.

PL. 1re, FIG. 1re, Plan du fauteuil, vu en dessus.

FIG. 2.e, Élévation géométrale sur la ligne *CD*, ou prise à droite de l'appareil.

PL. 2.e, Élévation géométrale du devant du fauteuil, prise de la ligne *AB*.

PL. 3.e, Élévation géométrale du derrière du fauteuil, prise de la ligne *EF*.

Les mêmes lettres ou chiffres indiquent les mêmes objets dans toutes les Figures des trois Planches.

NOTA. Pour l'explication des pièces désignées par les lettres A à O voir le Bâtis de fauteuil pour le traitement des difformités en général; pour les parties désignées par les lettres a à t et les chiffres 1 à 28 voir le Fauteuil orthorachidique et enfin pour l'explication des lettres u à v' et des chiffres 29 à 61 bis, voir le Fauteuil orthorachidique pour une incurvation latérale droite du Rachis.

x', tablette adaptée en avant du bord antérieur du siége O.

y', z', tasseaux qui supportent la tablette x'.

a", b", tasseaux, avec épaulemens, fixés par des vis sur les faces externes des montans A B.

62, large échancrure sur la face antérieure de la tablette x'.

63, mortaise pratiquée dans la tablette x', pour le passage des cordeaux qui circulent sur les poulies 54 et 55.

64, 65, trous percés horizontalement aux extrêmités des tasseaux y' z', pour fixer des sangles.

66, 67, trous percés horizontalement dans l'épaisseur des tasseaux a'' b'', pour la pose des brochettes qui servent à fixer la partie supérieure de deux sangles.

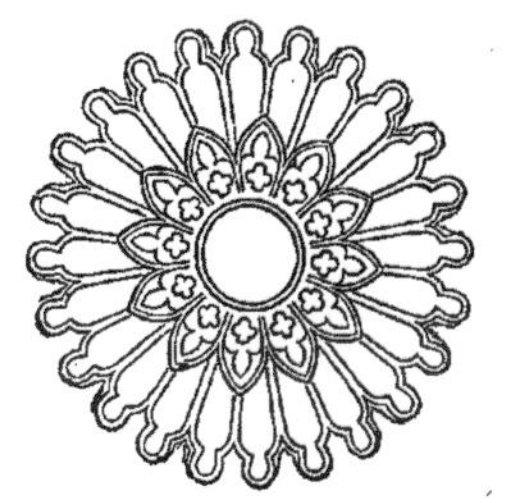

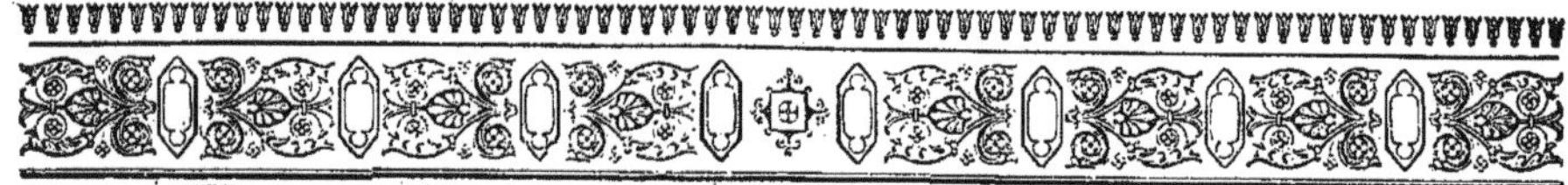

LIT ORTHORACHIDIQUE

POUR UNE SCOLIOSE DORSALE,

AVEC INCURVATION A GAUCHE, TORSION TRÈS CONSIDÉRABLE DU TRONC, CROISEMENT DES GENOUX, ETC.

Explication des Figures des Planches 1, 2, 3 & 4.

Pl. 1re, Plan du lit, vu en dessus.

Pl. 2.e, Elévation géométrale sur la ligne *AB* et dans le sens de la longueur du lit.

Pl. 3.e, Elévation géométrale du pied du lit, prise de la ligne *CD* et bornée à la ligne *EF.*

Pl. 4.e, Détail de la bascule *o,* du lévier *k,* de la traverse *g,* de la planche *d,* etc.

Les mêmes lettres ou chiffres indiquent les mêmes objets dans toutes les Figures des quatre Planches.

Nota. Pour l'explication des pièces désignées par les lettres A à L voir le Bâtis de lit pour le traitement des difformités en général; pour l'explication des lettres a à m' et des chiffres 1 à 47 voir le Lit orthorachidique; et pour les lettres k' bis à r'', w'' à z'', *a* à *c* et les chiffres 44 bis à 79 voir le Lit orthorachidique pour une incurvation latérale droite du rachis (région dorsale).

d, planche, fixée par des vis, sur les longues traverses mobiles GH.

e, f, Supports de la traverse *g,* dont les tenons inférieurs sont reçus dans les mortaises 84 et 85.

g, traverse assemblée sur les supports *e f.*

h, i, montans qui supportent les léviers *j, k.*

j, k, léviers.

l, m, chappes en bois, fixées par des vis, sur les faces internes des supports *e f.*

n, *o*, bascules reçues dans les mortaises 80, 81 et les enfourchemens 86, 87.

p, *q*, petites pièces à enfourchement adaptées au moyen d'une brochette à l'extrémité inférieure des bascules *n*, *o*,

r, *s*, chappes fixées par des vis sur les faces externes des longuerines de bordage du lit.

80, 81, mortaises pratiquées aux extrêmités de la planche *d*, pour le passage des bascules *n*, *o*.

82, 83, trous percés horizontalement dans toute l'épaisseur de la planche *d*, pour la pose des brochettes qui servent d'axes aux bascules *n*, *o*.

84, 85, mortaises de la planche *d*, qui reçoivent les tenons inférieurs des supports *e*, *f*.

86, 87, enfourchemens aux extrémités de la traverse *g*.

88, 89, trous percés horizontalement dans l'épaisseur de la traverse *g*, pour la pose de deux brochettes.

90, 91, trous à la partie supérieure des montans *h*, *i*, qui reçoivent les brochettes servant d'axes aux léviers *j*, *k*.

92, 93, mortaises percées de haut en bas dans l'épaisseur des léviers *j*, *k*, pour permettre leur pose sur les montans *h*, *i*.

94, 95, trous percés horizontalement dans l'épaisseur des léviers *j*, *k*, pour recevoir les brochettes qui traversent en même temps les trous 90 et 91.

96, 97, 98, 99, trous percés verticalement aux deux extrêmités des léviers *j*, *k*, pour le passage de cordeaux.

100, 101, mortaises percées dans l'épaisseur de la traverse *g*, près des faces internes des montans *h* *i*, pour la pose de deux poulies.

102, 103, enfourchemens à la partie supérieure des chappes en bois *l*, *m*; ils reçoivent deux poulies.

104, 104, trous percés aux extrêmités supérieures des bascules *n*, *o*, pour le passage de cordes.

105, 105, trous des extrêmités inférieures des bascules *n* *o*

106, 107, trous percés aux extrêmités inférieures des petites pièces à enfourchement *p* *q*, pour le passage de deux cordes.

108, 109, trous percés diamètralement dans l'épaisseur des cylindres supérieurs r, pour le passage de deux cordes.

110, 111, trous percés en croix aux extrêmités des cylindres supérieurs r, pour la pose de chevilles destinées à les fixer.

112, 112, trous pratiqués circulairement dans les montans p p, pour l'introduction des brochettes qui fixent les cylindres supérieurs r.

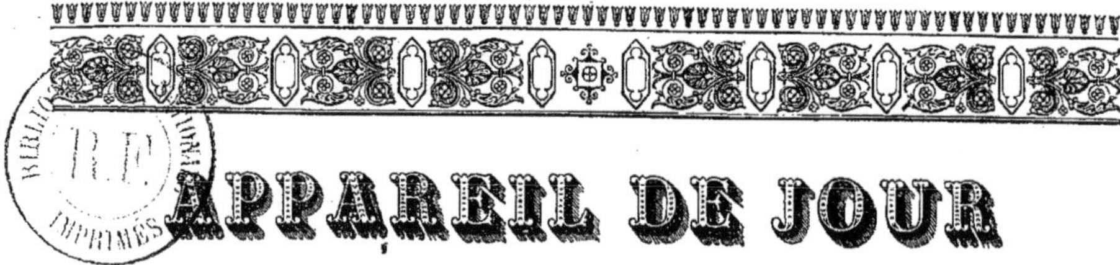

APPAREIL DE JOUR

POUR REMEDIER

AUX DIVERSES POSITIONS VICIEUSES DES PIEDS,

SOIT QU'ILS SE TROUVENT PORTÉS

EN DEHORS OU EN DEDANS.

Explication des Figures de la Planche.

FIG. 1.re Plan de l'appareil, vu en dessus.
FIG. 2.e Élévation géométrale de face, ou sur la ligne *AB*.
FIG. 3.e Élévation géométrale prise de la ligne *CD*.

Les mêmes lettres ou chiffres indiquent les mêmes objets dans toutes les figures de cette Planche.

A A. planches ou formes de la semelle.
B B, pièces enveloppant les souliers.
C C, bases mobiles.
D, lien, pour régler l'écartement des talons.
E, plateau.
F G, lames qui règlent la course des pieds.
H I, tasseaux qui reçoivent les extrémités des lames F G.
1, 2, 3, 4, mortaises pour le passage des sangles destinées à fixer les pieds.
5, 6, mortaises pratiquées dans l'épaisseur des bases mobiles C C, pour recevoir les extrémités du lien D.
7, 8, mortaises dans l'épaisseur des bases mobiles C C, pour recevoir l'extrémité des lames F G.
9, 9, trous percés verticalement dans l'épaissseur des pièces B B, pour la pose des brochettes qui fixent la disposition à donner aux pieds.
10, 11, trous disposés circulairement sur la face supérieure des bases mobiles C C, pour recevoir les brochettes qui traverses les trous 9, 9.

APPAREIL DE NUIT

POUR REMÉDIER AUX DIVERSES POSITIONS VICIEUSES DES PIEDS,

SOIT QU'ILS SE TROUVENT PORTÉS EN DEHORS

OU EN DEDANS.

Explication des Figures de la Planche.

FIG. 1re, Vue de l'appareil, prise latéralement.
FIG. 2e, Vue de la partie interne de l'appareil, prise en dessus.

Les mêmes lettres indiquent les mêmes objets dans les deux figures de la planche.

A, pièce en toile repliée plusieurs fois sur elle-même et adaptée aux deux extrêmités de l'étrier.

B, étrier en toile entourant la partie inférieure de la jambe.

C, C, cordons fixés aux extrêmités de la pièce en toile A.

D, petite pièce en bois adaptée sur le milieu de la longueur de l'étrier B, afin de recevoir la corde qui sert à fixer l'appareil.

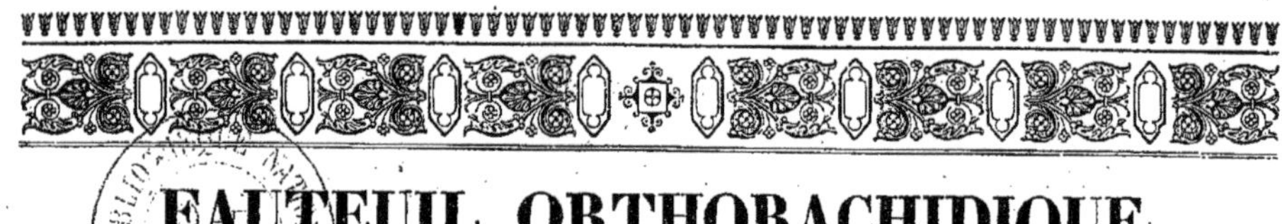

FAUTEUIL ORTHORACHIDIQUE

POUR

UNE CYPHOSE CERVICALE

AVEC INFLEXION TRÈS-FORTE DE LA TÊTE SUR LA POITRINE.

SCOLIOSE DORSALE

AVEC INCURVATION A GAUCHE.

DÉJETTEMENT DU BASSIN A DROITE.

Explication des Figures des Planches 1, 2, 3, 4, 5 & 6.

Pl. I.re Plan du fauteuil, vu en-dessus.

Pl. II.e Elévation géométrale du devant du fauteuil, prise de la ligne *A B.*

Pl. III.e Elévation géométrale prise du côté droit, ou de la ligne *C D.*

Pl. IV.e Elévation géométrale du derrière du fauteuil, prise de la ligne *E F.*

Pl. V.e Elévation géométrale prise du côté gauche, ou de la ligne *G H.*

Pl. VI.e Fig. 1.re Détail des bascules et de la presse postérieure.

Fig. 2.e Presse antérieure, vue en-dehors.

Fig. 3.e Presse antérieure, vue en-dedans.

Les mêmes lettres ou chiffres indiquent les mêmes objets dans toutes les Figures des six Planches.

Nota. Pour l'explication des pièces désignées par les lettres A à O, voir le *Bâtis de fauteuil pour le traitement des difformités en général,* et pour les parties désignées par les lettres a à t et les chiffres 1 à 28, voir le *Fauteuil orthorachidique.*

A, *B*, chappes en cuivre fixées par des vis sur la face supérieure de la traverse J.

C, *D*, guides contenus dans les chappes en cuivre *A*, *B*, qui reçoivent la traverse *E* à leurs extrémités antérieures.

E, traverse dont les extrémités 29, 29, sont reçues par les coursiers *G G*.

F, joue en bois fixée au milieu de la longueur de la traverse *E*.

G, *G*, coursiers fixés au moyen de vis sur les faces internes des esseliers M N. Ces coursiers reçoivent les extrémités de la traverse *E*.

H, *H*, supports en bois recevant les extrémités antérieures des coursiers *G G*. Les points inférieurs de ces supports sont fixés par des vis sur les faces externes des bras E F.

I, pièce en bois dont le tenon pénètre dans la mortaise 31.

J, bascule dont l'extrémité inférieure porte une mortaise 37, tandis que son extrémité supérieure est reçue dans l'enfourchement 38 de la bascule *L*. Cette bascule est fixée sur le cylindre *K*.

K, cylindre supporté par les coussinets *M M*.

L, bascule supérieure fixée, au moyen de vis, sur la traverse *N*.

M, *M*, coussinets fixés sur les faces postérieures des montans C, D. Ils reçoivent les tourillons du cylindre *K*.

N, traverse supportant la bascule supérieure *L*. Ses extrémités, taillées en tenon, sont reçues dans les coussinets *O*, *O*.

O, *O* coussinets fixés sur la face supérieure des travons K L.

P, *P* consoles adaptées sur la face plane de la traverse *N*.

Q, traverse placée sur la face supérieure des travons K L.

R, longue chappe rapportée, au moyen de vis, sur la face antérieure de la traverse *Q*.

S, cylindre en cuivre dont les tourillons sont reçus par les coussinets *T T*.

T, *T*, coussinets adaptés sur la face supérieure de la traverse *Q*.

U, traverse fixée par des vis sur la face antérieure des montans C D.

V, *V*, montans en bois dont les extrémités inférieures sont reçues et fixées sur la face postérieure de la traverse *J*.

W, *W*, tasseaux dont les extrémités postérieures sont reçues par les mortaises 45, 46, tandis que leurs extrémités antérieures sont fixées par des vis sur les supports en bois *H H*.

X, planche verticale supportée par les tasseaux *W*, *W*.

Y, plateau fixé entre les montans C D, au dessous du plateau horizontal a.

Z, *A'*, branches de la croisie contenue dans la large ehappe formée par l'écartement des plateaux a et *Y*.

B', longue chappe fixée par des vis sur la face interne du montant C.

C', *D'*, joues d'une presse, garnie d'un coussin, qui se trouve adaptée sur la traverse *E'*.

E', traverse supportant les joues *C' D'*. Ses extrémités sont reçues par les coulisseaux *F'* et *G'*.

F', *G'*, coulisseaux fixés, au moyen de vis, sur les faces internes des bras E F.

H', longue chappe supérieure adaptée sur la face postérieure du plateau *Y*.

I', longue chappe inférieure fixée, par des vis, sur les faces postérieures des montans C, D.

J', barre adaptée sur la face postérieure de la traverse inférieure I et des montans C, D.

K', chappe fixée sur la face supérieure de la barre *J'*.

L', chappe verticale fixée sur la face antérieure du montant de devant A, au-dessus du siège O.

M', équerre dont la branche de devant est reçue par la chappe verticale *L'*.

N', branche postérieure de l'équerre *M'*, terminée antérieurement par le tenon 77.

O', joue courbe de la presse fixée sur la face interne de la branche *N'*.

29, 29, entailles aux extrémités de la traverse *E* pour former deux tenons reçus par les coursiers *G G*.

30, 30, longues mortaises des coursiers *G G*.

31, mortaise pratiquée sur la face postérieure de la traverse *E*, afin de recevoir le tenon de la pièce en bois *I*.

32, tenon de la pièce en bois *I* reçue dans la mortaise 31.

33, tenon à l'extrémité postérieure de la pièce en bois *I*.

34, 35, trous percés horizontalement dans l'épaisseur du tenon 33. Ils reçoivent les chevilles en fer 36, 36.

36, 36, chevilles en fer destinées à maintenir l'extrémité inférieure de la bascule *J*.

37, mortaise pratiquée à la partie inférieure de la bascule *J*, afin de la maintenir entre les chevilles 36, 36.

38, enfourchement à l'extrémité postérieure de la bascule supérieure *L*. La bascule *J* y est reçue et s'y trouve maintenue par une cheville en fer.

39, trou pratiqué dans l'épaisseur de l'extrémité supérieure de la bascule *L*, pour le passage d'un cordeau.

40, 40, trous percés aux extrémités inférieures des consoles *P P*.

41, poulie renfermée dans la longue chappe *R*, sa gorge répond au trou 39 de la bascule supérieure *L*.

42, poulie renfermée dans la longue chappe *R*, près de la face externe du travon K.

43, 44, enfourchemens aux extrémités supérieures des montans en bois *V V*. Ces enfourchemens recoivent des poulies.

45, 46, mortaises carrées pratiquées sur les faces antérieures des montans C, D, au-dessous des enfourchemens 1, 1, du plateau horizontal a.

47, 48, enfourchemens aux extrémités de la planche verticale *X*. Ils reçoivent les tasseaux *W*, *W*.

49, 50, enfourchemens aux extrémités du plateau *Y*, destinés à embrasser les montans C, D.

51, 52, entailles dans la partie moyenne des branches *Z* et *A'* de la croisie qui repose sur le plateau *Y*.

53, trou percé dans l'épaisseur des branches *Z* et *A'* de la croisie et du plateau *Y*, pour la pose d'un axe ou cheville en fer.

54, coins qui forment des arrêts sur les côtés de l'entaille 51 de la branche *Z*.

55, coins qui forment des arrêts sur les côtés de l'entaille 52 de la branche *A'*.

56, mortaise, garnie d'une poulie, pratiquée horizontalement dans l'épaisseur de la branche *Z*.

57, trou percé horizontalement à l'extrémité postérieure de la branche *Z*, pour le passage d'un cordeau.

58, mortaise supérieure, garnie d'une poulie, pratiquée horizontalement dans l'épaisseur de la branche *A'* de la croisie.

59, mortaise inférieure, garnie d'une poulie, pratiquée horizontalement dans l'épaisseur de la branche *A'* de la croisie.

60, mortaise, contenant une poulie, pratiquée horizontalement à l'extrémité postérieure de la longue chappe *B'*.

61, trou percé dans toute la hauteur des tenons et des entailles des joues *C' D'* pour recevoir une brochette, ce qui forme une charnière complète.

62, 63, trous percés près des bords externes des joues *C' D'* pour le passage de cordeaux.

64, trou percé verticalement dans l'épaisseur d'une petite pièce en bois adaptée sur la traverse *E'*. Ce trou reçoit l'extrémité inférieure de la brochette qui unit les joues *C'* et *D'*.

65, 66, épaulemens ménagés vers les extrémités de la traverse *E'* à la rencontre des coulisseaux *F'* et *G'*.

67, mortaise pratiquée horizontalement dans toute l'épaisseur du coulisseau *F'*.

68, mortaise creusée horizontalement dans une portion de l'épaisseur du coulisseau *G'*.

69, mortaise, contenant une poulie, et traversant l'extrémité de la longue chappe *H'*, vers le montant C.

70, mortaise, contenant une poulie, et traversant l'extrémité de la longue chappe *H'*, vers le montant D.

71, 72, mortaises, contenant des poulies, pratiquées horizontalement aux extrémités de la longue chappe inférieure *I'*.

73, trous percés verticalement dans l'épaisseur de la chappe *K'*.

74, trous, qui correspondent à ceux 73, percés dans l'épaisseur de la barre *J'*.

75, trous percés horizontalement dans l'épaisseur de la branche de devant de l'équerre *M'*.

76, enfourchement à l'extrémité interne de la branche de devant de l'équerre *M'*, destinée à recevoir le tenon de la branche *N'*.

77, tenon à l'extrémité antérieure de la branche *N'* de l'équerre *M'*.

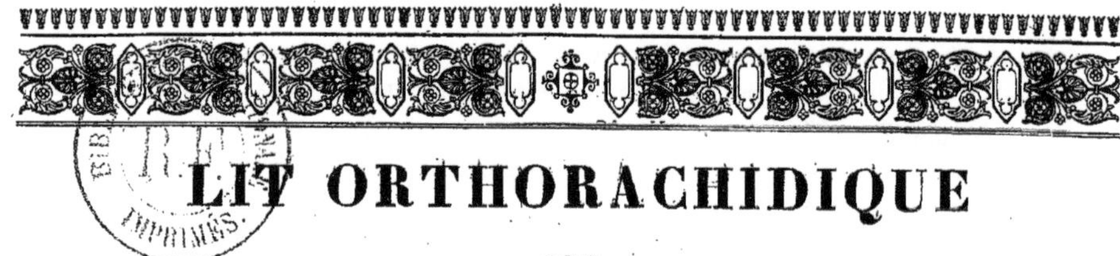

LIT ORTHORACHIDIQUE

POUR

UNE CYPHOSE CERVICALE

AVEC INFLEXION TRÈS-FORTE DE LA TÊTE SUR LA POITRINE.

SCOLIOSE DORSALE

AVEC INCURVATION A GAUCHE.

DÉJETTEMENT DU BASSIN A DROITE.

Explication des Figures des Planches 1, 2, 3, 4 & 5.

PL. I.re Plan du lit, vu en-dessus.

PL. II.e Elévation géométrale sur la ligne *A B* et dans le sens de la longueur du lit.

PL. III.e Elévation géométrale de la tête du lit, prise de la ligne *C D* et bornée à la ligne *G H*.

PL. IV.e Elévation géométrale du derrière du lit, prise de la ligne *E F*

PL. V.e Détail du plateau m", vu en-dessus,

Les mêmes lettres ou chiffres indiquent les mêmes objets dans toutes les Figures des cinq Planches.

NOTA. Pour l'explication des pièces désignées par les lettres A à L, voir le *Bâtis de lit pour le traitement des difformités en général*, et pour celles désignées par les lettres a à m' et des chiffres 1 à 47, voir le *Lit orthorachidique*.

k", k", supports fixés, au moyen de vis, sur les faces externes des longuerines de bordage, à un pied de distance des montans A et B de la tête du lit.

l", l", supports placés entre ceux k" k" et les montans C, D. Ces supports sont fixés par des vis sur les faces externes des longuerines de bordage.

m'', plateau destiné à fixer les appareils nécessaires pour le traitement.

n', chappe fixée, par des vis, sur la face supérieure du plateau m'', près de la rive droite de la large entaille 48.

o' p', patins des chevalets fixés par des vis sur la face supérieure du plateau m''.

q' q', r' r', pieds dont les tenons inférieurs sont reçus dans les mortaises 58, 59, 60 et 61 des patins o' p'.

s', t', traverses des chevalets. Elles sont assemblées au moyen de mortaises sur les tenons supérieurs des pieds q' q', r' r'.

u', v', consoles fixées par des vis sous la face inférieure du plateau m'' en affleurement de son bord antérieur. Ces consoles sont terminées extérieurement par des tourillons qui pénètrent dans les trous 46 *bis* et 47 *bis*.

x', joue de la presse postérieure. Elle est garnie d'un coussin.

44 *bis*, 45 *bis*, trous percés horizontalement dans l'épaisseur des supports k'' k'', pour la pose des brochettes qui règlent l'inclinaison du plateau m''.

46 *bis*, 47 *bis*, trous circulaires percés dans l'épaisseur des supports l'' l'', pour recevoir les tourillons du plateau m''.

48, large entaille à la partie moyenne et supérieure du plateau m''.

49, trous percés dans l'épaisseur du plateau m'', près de la rive gauche de l'entaille 48. Ils sont destinés à fixer les extrémités de diverses sangles.

50, 51, trous pratiqués dans l'épaisseur du plateau m'', près des angles internes ou inférieurs de l'entaille 48. Ces trous servent à fixer diverses sangles.

52, 53, 54, 55, quatre rangées de trous percés dans l'épaisseur du plateau m'', au-delà de la chappe n'. Ces trous servent à poser des brochettes pour tendre les sangles.

56, 57, rangées de trous pratiqués dans l'épaisseur du plateau m'', près de son bord supérieur et à droite et à gauche de la large entaille 48. Ces trous reçoivent des brochettes destinées à tendre des sangles.

58, 59, 60, 61, mortaises pratiquées sur la face supérieure des patins o', p', qui reçoivent les tenons inférieurs des pieds q' q', r' r'.

62, 63, trous percés verticalement dans l'épaisseur des traverses des chevalets. Ils servent à poser des brochettes pour tendre les sangles.

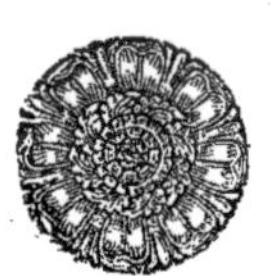

LIT ORTHORACHIDIQUE

POUR UNE CYPHOSE DORSALE,

AVEC INCLINAISON

DE LA TÊTE EN AVANT.

Explication des Figures des Planches 1, 2, 3 & 4.

Pl. 1.re, Plan du lit, vu en dessus.

Pl. 2.e, Élévation géométrale sur la ligne *AB*, et dans le sens de la longueur du lit.

Pl. 3.e, Élévation géométrale du lit sur la ligne *CD*, et bornée à la ligne *EF*.

Pl. 4.e, Fig. 1.re, Plateau c, vu en dessus.

Fig. 2.e, Plateau c, vu en dessous.

Fig. 3.e, Elévation géométrale du plateau c, prise de la ligne *GH*.

Fig. 4.e, Presse s', vue en dessous.

Fig. 5.e, Presse s', dans le sens de la longueur du plateau c.

Fig. 6.e, Presse s', dans le sens de la longueur du plateau c.

Les mêmes lettres ou chiffres indiquent les mêmes objets dans toutes les figures des quatre Planches.

Nota. Pour l'explication des pièces déjà désignées par les lettres A à L voir le Bâtis de lit pour le traitement des difformités en général, et pour les lettres a à m' et les chiffres 1 à 47, voir le Lit orthorachidique, quelques pièces seulement, décrites ci-après, ayant éprouvé de légères modifications.

a, b, planches ou supports du plateau c.

c, plateau incliné, destiné à fixer les appareils nécessaires pour le traitement.

n', guide de la plate-forme q', contenu dans la mortaise 48.

o', p', montans en bois destinés à régler la hauteur de la joue s' de la presse.

q', plate-forme mobile.

r', cylindre au moyen duquel la joue s' de la presse peut exécuter des mouvemens d'inclinaison vers la droite et vers la gauche du lit.

s', joue de la presse.

t', u', v', w', coulisses en cuivre, pour contenir et guider les coins.

x', y', coussinets adaptés sur la face supérieure de la plate-forme mobile q'.

z', a'', rouleaux supportés par les coussinets x', y', et destinés à laisser glisser une sangle.

b'', c'', coulisseaux fixés, au moyen de vis, sur le plateau incliné c, pour diriger la plate-forme mobile q'.

d'', e'', petits tasseaux percés transversalement par des trous, afin d'y attacher des sangles.

f'', g'', chappes adaptées sur la face intérieure des montans A et B, pour contenir les tourillons du cylindre h''.

h'', cylindre.

1, enfourchement à la partie supérieure des supports a et b.

3,3,3,3, entailles aux extrémités du plateau c.

48, mortaise percée dans l'épaisseur du plateau incliné c.

49, 50, mortaises carrées, pratiquées verticalement dans l'épaisseur du guide n', pour le passage des montans o' et p'.

51, gouttière creusée à l'axe de la plate-forme mobile q', pour recevoir le cylindre r'. (*Cette gouttière n'est pas figurée dans les planches.*)

52, 53, trous percés horizontalement dans l'épaisseur des montans o', p', pour recevoir les tourillons du cylindre r'.

54, gouttière pratiquée sur la face supérieure de la joue s' de la presse, pour correspondre aux apophyses épineuses des vertèbres. (*Cette gouttière n'est pas visible dans les planches.*)

55, mortaise, formant la gouttière 51, creusée à l'axe de la plate-forme mobile q'. (*Cette mortaise n'est pas visible dans les planches.*)

56, 56, trous percés verticalement dans l'épaisseur de la plate-forme mobile q', pour la pose des brochettes qui servent à fixer les coins.

57, 58, mortaises percées verticalement dans l'épaisseur du plateau incliné c, afin d'y assujettir les brassières.

FAUTEUIL ORTHORACHIDIQUE

POUR UNE CYPHOSE DORSALE,

AVEC INCLINAISON

DE LA TÊTE EN AVANT.

Explication des Figures des Planches 1, 2, 3 & 4.

Pl. 1.re, Plan du fauteuil, vu en dessus.
Pl. 2.e, Élévation géométrale du devant du fauteuil, prise sur la ligne *AB*.
Pl. 3.e, Élévation géométrale du côté droit du fauteuil, prise de la ligne *CD*.
Pl. 4.e, Élévation géométrale du fauteuil, prise de la ligne *EF*, ou par derrière.

Les mêmes lettres indiquent les mêmes objets dans toutes les figures des quatre Planches.

Nota. Pour l'explication des pièces déjà désignées par les lettres A à O voir le Bâtis de fauteuil pour le traitement des difformités en général; pour les parties désignées par les lettres a à t et les chiffres 1 à 28 voir le Fauteuil orthorachidique, et enfin pour l'explication des lettres u à v' et des chiffres 29 à 61 *bis*, voir le Fauteuil orthorachidique pour une incurvation latérale droite du rachis.

W', plateau adapté, au moyen de vis, sur les faces postérieure et antérieure des montans de derrière C D.

x', cheville en fer qui unit la lame en bois mobile z' et le plateau vertical a".

y', tasseau fixé par des vis sur la face postérieure du plateau w'.

z', lame en bois mobile, dont l'extrémité antérieure reçoit, à charnière, le plateau vertical a".

a", plateau vertical assemblé à charnière, par une cheville en fer, à l'extrémité antérieure de la lame mobile z'. Ce plateau reçoit les joues mobiles c", d", de la presse des apophyses épineuses des vertèbres.

b", lévier dont la partie inférieure est fixée par des vis sur la face postérieure du plateau vertical a". Ce lévier transmet, aux joues de la presse, le mouvement d'arrière en avant.

c", d", joues de la presse des apophyses épineuses des vertèbres, dont les bords sont percés de trous pour permettre la pose des coussins.

e", f", coussinets fixés par des vis sur la face supérieure des travons K, L. Ces coussinets reçoivent les tourillons du cylindre g".

g", cylindre qui sert à mouvoir la presse des apophyses épineuses des vertèbres.

h", bras fixé, par une brochette, sur le cylindre g".

i", bascule destinée à transmettre le mouvement à la joue c" de la presse.

j", équerre à l'extrémité de la bascule i", percée par les trous 79.

k", traverse fixée par des vis sur la face supérieure des travons K L, afin d'empêcher la chûte, en avant, du bras h".

l", longue chappe fixée par des vis sur la face extérieure des larges montans f'.

m", longue chappe fixée par des vis sur la face extérieure des larges montans n'.

n", traverse à épaulemens qui supporte les joues o", p" de la presse et repose, par ses extrémités, sur les bras E F.

o", p", joues de la presse antérieure.

q", chappe à épaulement fixée par des vis sur la face extérieure du montant de derrière C. Elle est traversée par une mortaise 85.

r", chappe à épaulement fixée par des vis sur la face extérieure du montant de derrière D. Elle est traversée par une mortaise 86.

62, 63, trous percés verticalement dans l'épaisseur et à l'extrémité du tasseau y', pour la pose de brochettes qui dirigent la course de la lame en bois mobile z'.

64, 65, trous percés verticalement dans l'épaisseur de la lame en bois mobile z', afin de recevoir des brochettes qui empêchent son mouvement en arrière. (*Le trou 64 n'est pas visible dans les planches dressées.*)

66, mortaise dans l'épaisseur du plateau vertical a", qui permet le passage de deux pièces en cuir, qui maintiennent les joues c", d" de la presse; ces deux pièces en cuir sont clouées sur la face postérieure du plateau vertical a". (*La mortaise 66 n'est pas visible dans les planches; elle est recouverte par la partie inférieure du lévier* b".)

67, trou horizontal percé dans l'épaisseur de la partie supérieure du lévier b", pour le passage d'une corde destinée à lui imprimer le mouvement.

68, 69, trous sur le bord externe de la joue c", pour le passage d'une corde qui sert à changer sa disposition.

70, trous percés horizontalement dans l'épaisseur du coussinet e", pour la pose d'une brochette destinée à fixer le cylindre g".

71, trou percé diamétralement dans l'épaisseur de la partie moyenne du cylindre g", pour le passage de la corde qui transmet le mouvement de ce cylindre au lévier b".

72, trou percé diamétralement dans l'épaisseur du cylindre g", pour y fixer le bras h" au moyen d'une brochette. (*Ce trou n'est pas visible dans les planches dressées.*)

73, ouverture circulaire pratiquée dans toute l'épaisseur de l'une des extrémités du bras h", pour recevoir le cylindre g".

74, trou percé diamétralement dans toute l'épaisseur du bras h", pour recevoir la brochette qui passe par le trou 72, afin de le fixer sur le cylindre g".

75, trou percé à l'extrémité du bras h" pour le passage d'un cordeau qui sert à lui imprimer le mouvement.

76, trous percés verticalement dans l'épaisseur de la bascule i", pour la pose d'une brochette qui pénètre dans les trous correspondans du support e' et de la traverse à épaulement g'.

77, trou percé de devant en arrière à l'extrémité de la bascule i", pour le passage d'un cordeau qui transmet le mouvement à cette bascule.

78, brochette qui réunit les joues o", p", et pénètre dans le trou 84 de la traverse à épaulement n".

79, trous percés dans la hauteur de l'équerre j", pour le passage de la corde qui l'unit à la joue c".

80, mortaise horizontale à six pouces de l'extrémité antérieure de la longue chappe l", contenant une poulie dont l'axe est mobile.

81, mortaise horizontale à l'extrémité postérieure de la longue chappe l", contenant une poulie dont l'axe est fixe.

82, mortaise horizontale à six pouces de l'extrémité antérieure de la longue chappe m", contenant une poulie dont l'axe est mobile.

83, mortaise horizontale à l'extrémité postérieure de la longue chappe m", contenant une poulie dont l'axe est fixe.

84, trou au centre de la traverse à épaulement n", pour recevoir la brochette 78.

85, mortaise traversant la chappe à épaulement q" et contenant une poulie.

Et 86, mortaise traversant la chappe à épaulement r" et contenant une poulie.

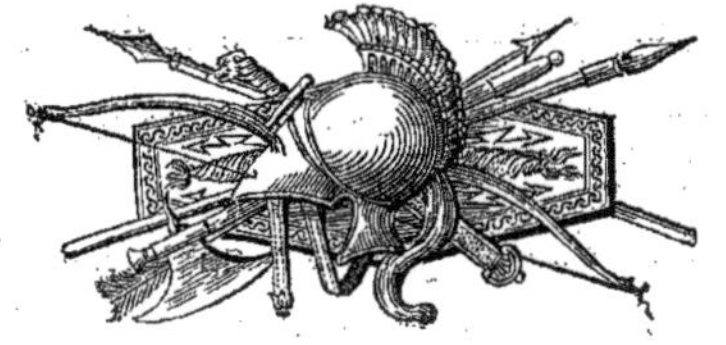

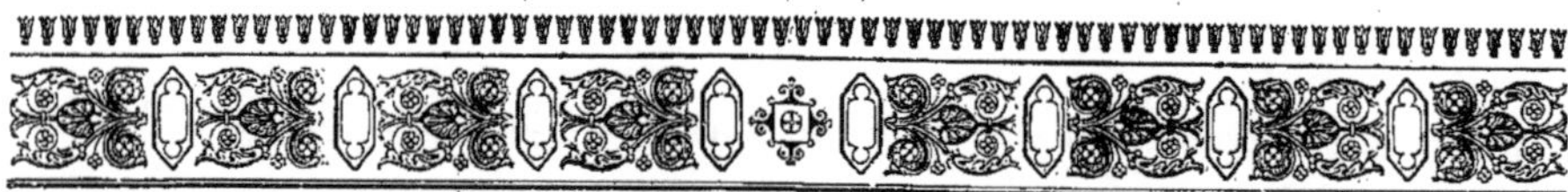

LIT ORTHORACHIDIQUE

POUR

UNE CYPHOSE DORSALE,

COMPLIQUÉE DE SCOLIOSE, AVEC INCURVATION A DROITE.

MEMBRES THORACIQUES PORTÉS EN AVANT ET EN BAS.

Explication des Figures des Planches 1, 2, 3, 4 & 5.

Pl. I.re Plan du lit, vu en-dessus.
Pl. II.e Élévation géométrale du côté droit du lit, prise de la ligne *A B.*
Pl. III.e Élévation géométrale prise de la ligne *C D,* et bornée à la ligne *E F.*
Pl. IV.e Élévation géométrale de la face gauche du lit, prise de la ligne *G H.*
Pl. V.e Détail du plateau l', vu en-dessus.

Les mêmes lettres ou chiffres indiquent les mêmes objets dans toutes les Figures des Planches.

Nota. Pour l'explication des pièces déjà désignées par les lettres A à L, voir le *bâtis du lit pour le traitement des difformités en général,* et pour les lettres a à j' et les chiffres 1 à 43, voir le *lit orthorachidique.*

k', k', charnières placées sous la face inférieure du plateau mobile l', afin de l'unir au plateau c.
l', plateau mobile destiné à fixer les appareils nécessaires pour le traitement.
m', n', pièces formant rebords assemblées sur les côtés latéraux du plateau mobile l'.
o', chappe adaptée sur la face supérieure du plateau mobile l'.
p', q', r', s', montans qui supportent les tourillons des cylindres t', u'.
t', u', cylindres dont les tourillons sont reçus par la partie supérieure des montans p', q', r' et s'.

v', cylindre posé au-dessus des longues traverses mobiles GH, et dont les tourillons sont reçus par les petits montans n n.

44, large échancrure ménagée à la partie supérieure du plateau mobile l', pour recevoir la partie postérieure de la tête et du cou.

45, 46, trous percés en dehors de l'échancrure 44, et près du bord supérieur du plateau l' pour recevoir les extrémités inférieures des brassières.

47, ligne de trous percés le long de la rive droite de l'échancrure 44, et servant à fixer plusieurs sangles.

48, 49, 50, rangées de trous percés verticalement dans l'épaisseur du plateau l', et donnant passage aux brochettes qui tendent les sangles fixées dans les trous 47.

51, rangée de trous destinés à fixer la partie inférieure d'une sangle sur le plateau mobile l'.

52, trous disposés en carré, afin de fixer un coussin sur le plateau mobile l'.

53, 54, 55, 56, mortaises pratiquées dans l'épaisseur du plateau mobile, pour recevoir les tenons des montans p' q' r' et s'.

57, 58, 59, 60, trous circulaires percés au sommet des montans p' q' r' s', pour recevoir les tourillons des cylindres t' u'.

61, 62, trous percés à la partie supérieure des pièces formant rebords m' n', destinés au passage de deux cordes.

63, 64, trous percés dans l'épaisseur des petits montans n n, pour recevoir les tourillons du cylindre v'.

65, 66, trous percés dans l'épaisseur du cylindre v', pour le passage de deux cordes.

67, trous percés en sens opposés dans l'épaisseur du cylindre v', pour la pose de chevilles destinées à fixer ce cylindre.

68, trous ménagés dans l'épaisseur de la longue traverse mobile G, pour la pose de la brochette qui arrête le cylindre v'.

69, 70, trous percés diamétralement dans l'épaisseur du cylindre supérieur r, pour le passage de deux cordes.

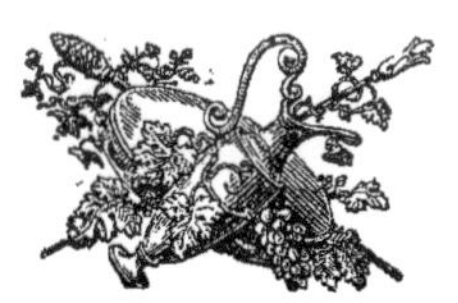

FAUTEUIL ORTHORACHIDIQUE

POUR

UNE CYPHOSE LOMBAIRE.

Explication des Planches 1, 2, 3, 4, 5 & 6.

PL. I.re Plan du fauteuil, vu en-dessus.

PL. II.e Elévation géométrale du devant du fauteuil, prise de la ligne *AB*.

PL. III.e Elévation géométrale, prise sur le côté droit ou de la ligne *CD*.

PL. IV. Elévation géométrale du derrière du fauteuil, prise sur la ligne *EF*.

PL. V.e Elévation géométrale prise sur le côté gauche, ou de la ligne *GH*.

PL. VI.e FIG. 1.re Vue géométrale de la boîte y et de la presse b', prise en-dessous.

FIG. 2.e Vue géométrale de la presse b', prise sur le côté droit, ou de la ligne *CD*

Les mêmes lettres indiquent les mêmes objets dans toutes les Figures des six Planches.

Nota. Pour l'explication des lettres A à O, voir la légende du *Bâtis de lit pour le traitement des difformités en général*, et pour la description des diverses pièces des *arbres verticaux* k et l, de leurs *léviers* m et n, des *chappes* pour la pose d'une *tablette mobile* afin de fermer le devant du fauteuil, des *supports des aisselles* b b, et des *brassières*, avec leurs *chappes et traverse*, voir la légende du *Fauteuil orthorachidique*.

u, pièce à enfourchement, destinée à recevoir la partie inférieure de la bascule x.

v, guide, fixé par des vis, sur la face supérieure de la traverse J.

x, bascule placée dans une disposition verticale.

y, boîte contenant le ressort à hélice a'.

z, petite pièce en bois, maintenant l'écartement des parties latérales de la boîte y. Cette même pièce forme équerre à l'intérieur de la boîte pour recevoir l'extrémité du ressort à hélice a'.

a', ressort à hélice, assez long pour rencontrer la difformité.

b', joue fixée sur un petit cylindre en bois maintenu par l'extrémité du ressort à hélice a'. Cette joue reçoit un coussin.

c', d', coussinets fixés sur la face supérieure des travons K et L.

e', cylindre dont les tourillons sont reçus par les coussinets c' et d'.

f', lévier du cylindre e'.

g', traverse fixée sur la face supérieure des travons K et L, et destinée à retenir le lévier f'.

h', chappe en bois, placée horizontalement sur la face externe du montant de derrière C.

i', chappe en bois, placée horizontalement sur la face postérieure du montant de derrière C.

j', chappe en bois, placé horizontalement sur la face postérieure du montant de derrière D.

j', *bis*, longue chappe en bois, placée horizontalement sur la face postérieure du montant de derrière D.

k', l', longues chappes fixées horizontalement sur les faces antérieures des montans de devant A B.

m', longue traverse fixée sur la face postérieure des montans de derrière CD.

n', o', supports, fixés par des vis, sur les faces latérales et extérieures des montans A C et B D.

p', q', planches ajoutées pour élargir les supports n' et o'.

r', s', traverses fixées, au moyen de vis, sur les faces latérales et extérieures des montans A C et B D.

t', u', bras reçus dans les longues chappes réservées entre les supports n', o', et les traverses r', s'.

v', x', semi-sphères tronquées, taillées en enfourchement, pour s'adapter, au moyen de chevilles en fer, à l'extrémité des bras t', u'.

y', barre fixée par des vis sur les faces latérales et extérieures des montans B D.

w', z', coussinets fixés sur les faces latérales et extérieures des montans A C.

a'', cylindre, dont les tourillons sont reçus par les coussinets w' et z'.

b'', c'', supports fixés sous le siège o, sur les faces extérieures des montans A B et des traverses latérales G H.

d'', planche mobile, ou marche pied.

29, enfourchement de la pièce u, traversé horizontalement par une cheville en fer qui reçoit la partie inférieure de la bascule x.

30, enfourchement du guide v, pour régler la marche de la bascule x.

31, trou percé horizontalement à l'extrémité supérieure de la bascule x, pour le passage d'un cordeau.

32, 32, trous percés latéralement et horizontalement dans l'épaisseur de la bascule x, pour la pose des brochettes qui soutiennent l'extrémité de la boîte y.

33, enfourchement de la boîte y, qui reçoit la bascule x, et sur laquelle la boîte se trouve fixée par deux brochettes.

34, trou percé diamétralement dans le cylindre e', pour la pose du cordeau qui correspond à l'extrémité supérieure de la bascule x.

35, trou percé diamétralement dans le cylindre e', pour la pose de la brochette destinée à fixer le lévier f'.

36, ouverture circulaire à l'extrémité la plus épaisse du lévier f', pour recevoir le cylindre e'.

37, trou percé à l'extrémité la plus mince du lévier f', pour la pose du cordeau destiné à le faire mouvoir.

37 bis, trou percé à l'extrémité la plus épaisse du lévier f', pour le fixer, au moyen d'une brochette, dans le trou 35 du cylindre e'.

38, mortaise de la chappe h', pour la pose d'nne poulie.

39, mortaise de la chappe i', pour la pose d'une poulie.

40, mortaise de la chappe j', pour la pose d'une poulie.

40 bis, mortaise de la chappe j' bis, pour la pose d'une poulie.

41, 41, trous percés diamétralement et horizontalement dans l'arbre vertical l, pour le passage de cordeaux.

42, 43, mortaises des longues chappes k', l', pour la pose de poulies horizontales.

44, 45, mortaises de la longue traverse m', pour la pose de deux poulies horizontales.

46, trou percé diamétralement et horizontalement dans l'arbre vertical K, pour fixer un cordeau qui passe par la mortaise 42.

47, trou percé diamétralement et horizontalement dans l'arbre vertical k, pour fixer un cordeau qui passe par la mortaise 44.

48, 49, trous percés verticalement dans l'épaisseur des planches p' et q', pour la pose de brochettes.

50, 51, trous percés verticalement dans l'épaisseur des traverses r' et s', pour la pose des brochettes destinées à fixer les axes des bras t' et u'.

52, 53, trous percés verticalement dans l'épaisseur des supports n' et o', pour recevoir l'extrémité inférieure des brochettes reçues par les trous 50, 51, afin de fixer les axes des bras t' et u'.

(Ces trous 50 et 51 ne sont pas visibles dans les planches dressées.)

54, 55, trous percés verticalement à mi-longueurs des bras t' et u', pour la pose des brochettes qui leur servent d'axe.

56, 57, trous percés au pourtour des semi-sphères tronquées v', x', pour y adapter des coussins.

58, 58, trous percés horizontalement dans l'épaisseur de la barre y', afin de pouvoir y lacer des sangles.

59, 59, trous percés diamétralement dans la longueur du cylindre a", pour la pose des brochettes destinées à tendre les sangles du fond flexible.

60, trous percés diamétralement dans le cylindre a", pour la pose des brochettes destinées à fixer la tension des sangles du fond flexible.

et 61, 62, 63, 64, trous percés de haut en bas à l'extrémité des supports b" et c", pour le passage des cordeaux destinés à la suspension de la planche mobile d".

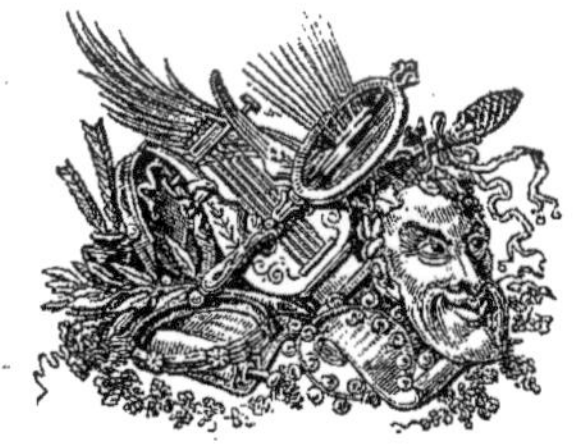

LIT ORTHORACHIDIQUE

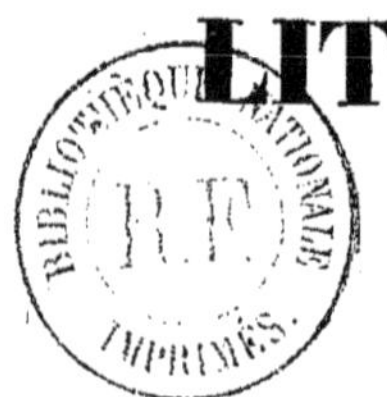

POUR

UNE CYPHOSE LOMBAIRE.

Explication des Planches 1, 2, 3, 4, 5, 6 & 7.

PL. I.re Plan, vu en-dessus, le matelas étant enlevé.
PL. II.e Plan, vu en-dessus, le matelas étant posé.
PL. III.e Elévation géométrale du lit, dans le sens de sa longueur, prise de la ligne *AB.*
PL. IV.e Élévation géométrale du lit, dans le sens de sa longueur, prise de la ligne *LM.*
PL. V.e Élévation géométrale prise de la ligne *CD,* et bornée à la ligne *GH.*
PL. VI.e Elévation géométrale du lit, prise de la ligne *EF,* et bornée à la ligne *IH.*
PL. VII.e FIG. 1.re Elévation de la presse, prise vers la ligne *CD.*
FIG. 2.e Elévation de la presse, prise de la ligne *AB.*

Les mêmes lettres indiquent les mêmes objets dans toutes les Figures des sept Planches.

Nota. Pour l'explication des lettres A à L, voir la légende du *Bâtis de lit pour le traitement des difformités en général.*

a, plateau destiné à produire une pression sur la difformité.
b, c, pièces à enfourchement servant de guide aux deux extrémités du plateau a.
d, e, planches verticales qui forment l'assemblage du plateau a avec la plate-forme f.
f, plate-forme à l'axe de laquelle repose et s'appuie le ressort à hélice m.

g, h, i, j, montans en bois réunis, au moyen de vis, sur les deux petites planches horizontales k, l.

k, planche horizontale sous laquelle aboutissent les extrémités supérieures des quatre montans g, h, i, j.

l, planche horizontale recevant les parties inférieures des quatre montans g, h, i, j.

m, ressort à hélice contenu entre la planche horizontale k, la plate-forme f et les quatre montans g, h, i, j.

n, tablier en bois embrassant les parties latérales et supérieure de la planche horizontale k. Le pourtour de ce tablier se trouve percé de trous afin de pouvoir y adapter des coussins.

o, p, pièces mobiles contenues entre les montans des pièces à enfourchement b, c, et destinées à fixer les extrémités des cordes 14, 15, 16, 17, 24 et 25.

q, cylindre qui, par son mouvement de rotation et l'enroulement des cordes 24 et 25, détermine l'élévation du plateau a.

r, s, coussinets du cylindre q, adaptés sur la face supérieure des longues traverses mobiles G H.

t, lévier à deux bras.

x, y, montans entre les longuerines de bordage et les longues traverses mobiles G H.

z, b', consoles fixées, au moyen de vis, sur la face supérieure des longuerines de bordage.

a', c', consoles fixées, au moyen de vis, sur la face inférieure des longues traverses mobiles G H.

d', châssis mobile de la tête du lit.

e', châssis mobile du pied du lit.

f', g', équerres en fer pour l'assemblage du châssis mobile d' sur les montans x y.

h', i', rouleaux sur lesquels glissent des sangles qui correspondent aux cordeaux fixés dans les trous 51, 52 du cylindre q.

j', k', coussinets à équerre maintenus, au moyen de vis, sous les pièces latérales 49, 50.

l', m', lames de fer fixées à l'extrémité des pièces latérales du châssis mobile e'.

n', n', coussinets du cylindre o'.

o', cylindre destiné à élever ou descendre le châssis mobile d'.

p', p', planches destinées à maintenir l'écartement des longues traverses mobiles G H.

q', q', coussinets du cylindre r'.

r', cylindre pour la tension des brassières.

s', t', coussinets du cylindre u'.

u', cylindre pour supporter la ceinture.

v', x', coussinets du cylindre y'.

y', cylindre servant à l'extension.

z', a'', coussinets du cylindre b''.

b'', cylindre destiné à élever ou descendre le châssis mobile e'.

c", d", e", f", quatre petits supports placés sur les faces externes des longues traverses mobiles G H.

1, 2, 3, 4, entailles aux quatre angles du plateau a, pour permettre le passage des quatre montans des pièces à enfourchement b c.

5, ouverture au centre du plateau a, pour le passage de la pièce contenant le ressort à hélice m.

6, 7, 8, 9, mortaises de la plate-forme f formées verticalement en-dessous de l'ouverture 5.

10, 11, 12, 13, trous percés aux extrémités du plateau a, pour le passage des cordes 14, 15, 16 et 17.

14, 15, 16, 17, cordes traversant les trous correspondans 10 et 20, 11 et 12, 12 et 18, 13 et 19, et dont les extrémités sont fixées par des nœuds sur la face inférieure du plateau a et sur les faces supérieures des pièces o p.

18, 19, 20 et 21, trous percés verticalement aux extrémités des pièces o p, pour le passage des cordes 14, 15, 16 et 17

22, 23, trous percés verticalement à l'axe des pièces o p, pour le passage des cordes 24 et 25 fixées sur le cylindre q.

24 et 25, cordes fixées par des nœuds sur les faces inférieures des pièces o p et dont l'extrémité supérieure s'enroule sur le cylindre q.

26, extrémité carrée du cylindre q, pour permettre l'assemblage du lévier à deux bras t.

27, 28 trous percés diamétralement dans le cylindre q, afin de fixer, au moyen de nœuds, les cordes 24, 25 qui supportent les pièces o p.

29, 29, trous percés aux extrémités du lévier à deux bras t, afin d'y fixer le cordeau 30.

30, cordeau fixé, au moyen d'un nœud, dans l'un des trous 29, sa seconde extrémité libre pouvant être arrêtée, au moyen de la brochette qui s'y trouve, dans l'un des trous 31.

31, trous sur la face externe de la longue traverse mobile, pour la pose de la brochette du cordeau 30.

32, 33, vide entre les montans des pièces à enfourchement b, c.

34, 35, 36, 37, tenons aux extrémités inférieures et supérieures des montans x y.

38, 39, 40, 41, trous percés horizontalement dans l'épaisseur des consoles z, a', b', c' et des tenons 34, 35, 36, 37 qui y correspondent.

42, 43, 44, 45, trous percés horizontalement dans toute l'épaisseur et sur les deux rives de la partie inférieure des montans x, y, pour régler, par des brochettes, la hauteur des châssis d', e'.

46, traverse du châssis mobile d'.

47, 48, trous percés verticalement dans l'épaisseur de la traverse 46, pour le passage de deux cordeaux.

49, 50, pièces latérales du châssis mobile d'.

51, 52, trous percés diamétralement dans le cylindre q, pour permettre le passage des cordeaux qui correspondent aux sangles glissant sur les rouleaux h', i'.

53, traverse du châssis mobile e'.

54, 55, trous percés verticalement dans l'épaisseur de la traverse 53, pour le passage de deux cordeaux.

56, 56, trous percés diamétralement dans le cylindre o', pour la pose des cordeaux destinés à soulever le châssis d'.

57, trous percés horizontalement dans l'épaisseur de la longue traverse mobile pour la pose d'une brochette destinée à fixer le cylindre o'.

58, 58, trous percés diamétralement dans le cylindre r', pour la pose des cordeaux déterminant la tension des brassières.

59, 59, ouvertures circulaires dans les coussinets s', t', pour recevoir les tourillons du cylindre u'.

60, trous percés horizontalement dans l'épaisseur du coussinet t', pour la pose d'une brochette destinée à fixer le cylindre u'.

61, 61, trous percés diamétralement dans le cylindre u', pour la pose des cordeaux qui soutiennent la ceinture.

62, trous percés horizontalement dans l'épaisseur de la longue traverse mobile, pour la pose d'une brochette destinée à fixer le cylindre r'.

62 *bis*, 62 *bis*, trous percés diamétralement dans le cylindre y', pour la pose des cordeaux qui servent à l'extension.

63, 63, trous percés diamétralement dans le cylindre b'', pour la pose des cordeaux destinés à soulever le châssis e'.

64, 64, trous percés sur la face externe des montans A B pour la pose des brochettes qui fixent les petites sangles adhérentes aux coussins de la sangle antérieure.

65, trous percés horizontalement dans l'épaisseur de la longue traverse mobile, pour la pose d'une brochette destinée à fixer le cylindre b''.

67, 67, enfourchemens des petits supports c'', d'', e'', f''.

et 68, 68, trous percés horizontalement dans la partie intermédiaire des petits supports c'', d'', e'' et f'', destinés à la pose de brochettes pour y maintenir de petites sangles.

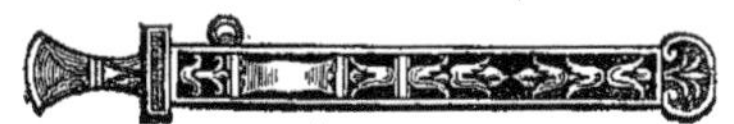

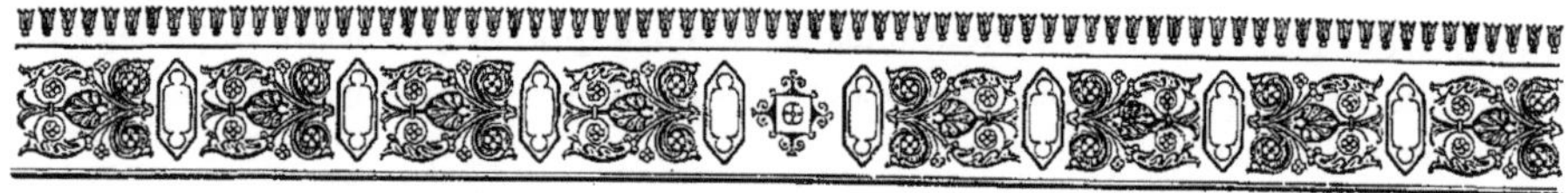

LIT PORTATIF

POUR

UNE CYPHOSE LOMBAIRE.

Explication des Planches 1, 2, 3 & 4.

PL. Ire Plan du lit portatif, vu en-dessus.

PL. IIe Élévation géométrale, prise de la ligne *AB.*

PL. IIIe FIG. 1.re Coupe du lit portatif, prise sur la ligne *GH.*

FIG. 2.e Coupe prise sur la ligne *IH.*

PL. IVe FIG. 1re Élévation prise de la ligne *CD.*

FIG. 2.e Barre à équerre C', prise de la ligne *CD.*

FIG. 3.e Barre à équerre C', prise en-dessus.

FIG. 4.e Barre à équerre C', prise en-dessous.

Les mêmes lettres indiquent les mêmes objets dans toutes les figures des quatre planches.

AB, pièces latérales du châssis sanglé.

CD, traverses du châssis sanglé

E, longue chappe fixée, par des vis, sur la traverse C, pour le passage des sangles des brassières.

F, G, charnières qui unissent les portions supérieure et inférieure du châssis sanglé. (La charnière F n'est pas visible dans les planches dressées.)

I, J, K, L, montans supportant le châssis supérieur O, P, Q, R.

M, N, traverses maintenant l'écartement des montans I, J et K, L. (La traverse M n'est pas visible dans les planches.)

O, P, Q, R, pièces d'encadrement du châssis supérieur.

S, T, coussinets du cylindre U.
U, cylindre pour la tension des brassières.
V, W, coussinets du cylindre X.
X, cylindre pour la suspension de la ceinture.
Y, Z, coussinets du cylindre A'.
A' cylindre pour faire mouvoir la sangle d'extension.
B', joue, sur laquelle se trouve un coussin, pour la pression sur la difformité.
C', C', barres à équerres, posées sous les longuerines de bordage du lit ordinaire.
D', E', branches horizontales des barres à équerres C', C'.
F', G', branches verticales des barres à équerres C' C'.
1, 2, mortaises destinées à recevoir les tenons des montans J K.
3, 4, mortaises destinées à recevoir les tenons des montans I L.
5, 6, 7, 8, mortaises verticales dans les traverses C D, pour la pose des extrémités des sangles qui supportent tout l'appareil mobile.
9, 10, trous percés diamétralement dans le cylindre U, pour la pose des cordeaux qui s'unissent aux brassières.
11, 11, trous percés en croix dans le cylindre U, pour la pose des chevilles en fer par lesquelles ce cylindre est mis en mouvement.
12, 12, trous percés horizontalement dans la pièce d'encadrement P pour le passage de la brochette qui arrête et fixe le cylindre U.
13, 14, trous percés diamétralement dans le cylindre X, pour la pose des cordeaux qui s'unissent à la ceinture.
15, 15, trous percés en croix dans le cylindre X pour la pose des chevilles en fer par lesquelles ce cylindre est mis en mouvement.
16, 16, trous percés horizontalement dans la pièce d'encadrement R, pour le passage de la brochette qui arrête et fixe le cylindre X.
17, 18, trous percés diamétralement dans le cylindre A', pour la pose des cordeaux qui servent à l'extension.
19, 19, trous percés en croix dans le cylindre A', pour la pose des chevilles en fer par lesquelles ce cylindre est mis en mouvement.
20, 20, trous percés horizontalement dans la pièce d'encadrement R, pour le passage de la brochette qui arrête et fixe le cylindre A'.

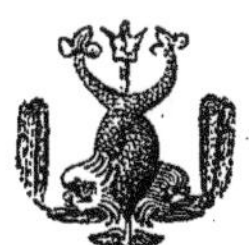

FAUTEUIL PORTATIF

POUR

UNE CYPHOSE LOMBAIRE.

Explication des Planches 1, 2 & 3.

Pl. I.re Fig. 1.re Plan du fauteuil portatif, vu en-dessus.

Fig. 2.e Elévation géométrale, prise de la ligne *AB*.

Fig. 3.e Élévation géométrale, prise de la ligne *EF*.

Pl. II.e Fig. 1.re Elévation géométrale de la droite du fauteuil portatif, prise de la ligne *CD*.

Fig. 2.e Elévation géomètrale de la gauche du fauteuil, prise de la ligne *GH*.

Pl. III.e Fig. 1.re Presse A', prise latéralement.

Fig. 2.e Sangle inférieure.

Fig. 3.e Presse A', vue de face.

Fig. 4.e Sangle supérieure.

Les mêmes lettres indiquent les mêmes objets dans toutes les Figures des trois Planches.

A B C D, montans formant les angles du fauteuil.

E F, supports des aisselles.

G H, traverses moyennes placées latéralement et servant à unir les montans.

I J, traverses inférieures placées aussi latéralement pour unir les montans.

K, traverse supérieure placée un peu au-dessous des supports des aisselles, mais à la partie postérieure du fauteuil.

L, traverse moyenne servant à l'assemblage des montans de derrière C D,

M, traverse inférieure placée à la partie postérieure du fauteuil.

N, O, tasseaux, fixés par des vis sur les faces externes des montans A B C D.

P, siège maintenu par deux brochettes sur les tasseaux N O.

Q R, pièces latérales du dossier fixées, au moyen de vis, sur les faces postérieures des montans C D.

S, pièce formant la partie supérieure du dossier.

T, double-chappe à la hauteur des supports des aisselles, contenant les mortaises 7, 8.

U, chappe fixée par des vis sur la face supérieure de la traverse moyenne G.

V, bras mobile qui pénètre dans la chappe U, et dont le pivot repose sur la traverse moyenne H.

W, base de la bascule Z fixée, au centre du fauteuil, sur le bras V.

X, chappe fixée sur la face supérieure de la traverse K, pour servir de guide à la pièce Y.

Y, pièce, reçue dans la chappe X, servant à régler l'inclinaison de la bascule Z.

Z, bascule reçue inférieurement par la base W et supérieurement par la pièce Y.

A', presse fixée par des vis sur la face antérieure de la bascule Z.

1, 2, trous percés verticalement aux extrémités du siège P, pour la pose des brochettes destinées à le fixer sur les tasseaux N O.

3, 4, trous percés verticalement dans l'épaisseur des tasseaux N O, afin de recevoir les brochettes du siège P.

5, 6, trous circulaires percés sur les faces de la pièce S, pour fixer la partie supérieure des brassières.

7, 8, mortaises pratiquées de devant en arrière dans l'épaisseur de la double-chappe T, afin de recevoir les anses des brassières.

8 *bis*, trous pratiqués dans l'épaisseur de la chappe U, pour recevoir la brochette qui sert à fixer le bras V.

9, mortaise au centre de la base W, pour recevoir la bascule Z.

10, trous percés de haut en bas dans l'épaisseur de la pièce Y.

11, enfourchement à l'extrémité antérieure de la pièce Y.

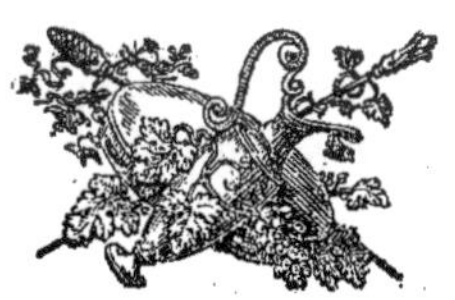

FAUTEUIL ORTHORACHIDIQUE

POUR

UNE SCOLIOSE DOUBLE

AVEC INCURVATION DORSALE A GAUCHE, DORSALE ET LOMBAIRE A DROITE.

Explication des Planches 1, 2, 3, 4, 5, 6 & 7.

PL. Ire Plan du fauteuil, vu en dessus.
PL. IIe Élévation géométrale du devant du fauteuil, prise de la ligne *A B.*
PL. IIIe Élévation géométrale prise sur le côté droit ou de la ligne *C D.*
PL. IVe. Élévation géométrale du derrière du fauteuil, prise de la ligne *E F.*
PL. V^e. Elévation géométrale prise sur le côté gauche ou de la ligne *G H.*
PL. VIe Détail de la presse r", s", t".
PL. VIIe FIG. 1re. Détail de la presse j".
FIG. 2e. Détail de la presse inférieure.

Les mêmes lettres indiquent les mêmes objets dans toutes les Figures des sept Planches.

NOTA. Pour l'explication des lettres A à O, voir la légende du *bâtis de fauteuil pour le traitement des difformités en général*; pour la description des parties désignées par lettres a à t et les chiffres 1 à 28 voir le *fauteuil orthorachidique*, et pour les lettres u à v' et les chiffres 29 à 61 *bis*, voir le *fauteuil pour une scoliose simple*.

j" presse s'adaptant sur la partie antérieure latérale et un peu postérieure gauche de la poitrine.
k" chappe en cuivre adaptée sur la face extérieure de la presse j".

l'', pièce en bois à l'extrémité interne de laquelle se trouve la presse j''.

m'', pièce intermédiaire dont les deux extrémités sont garnies d'enfourchemens en cuivre 79 et 82.

n'', bras reçu entre le support l' et la traverse à épaulement m'.

o'', longue chappe contenue entre le plateau horizontal a et la traverse b', près du montant D.

p'', bascule adaptée près de la longue chappe o''.

q'', chappe adaptée sur la face externe du montant C.

r'', joue postérieure de la presse qui s'applique sur la partie droite de la poitrine.

s'', joue intermédiaire de la presse qui s'applique sur la partie droite de la poitrine.

t'', joue antérieure de la presse qui s'applique sur la partie droite de la poitrine.

u'', bras dont l'extrémité interne est reçue dans l'entaille 92.

v'', x'', tasseaux fixés au moyen de vis sur la face externe de la joue intermédiaire s'

w'' w'', tasseaux fixés sur le bord postérieur du plateau horizontal a et sur la traverse b'.

y'', bras dont l'extrémité interne est reçue dans l'entaille 93 de la joue t''.

z'', plateau fixé sur le support e'.

a, arc de cercle adapté sur les extrémités postérieures des bras u'' et y''.

b, planche fixée sur les faces externes des montans A, C.

c, console adaptée sur la face externe de la planche *b*, au-dessous de la mortaise 107

d, bascule contenue dans la mortaise 107.

e, presse adaptée à l'extrémité antérieure de la bascule *d*.

74, charnière de la presse j''.

75, enfourchement de la chappe en cuivre k'', destinée à recevoir l'extrémité interne de la pièce en bois l''.

76, trou percé à l'extrémité interne de la pièce en bois l'', pour recevoir la brochette qui traverse la chappe en cuivre k''.

77, trous percés dans la partie moyenne de la pièce en bois l'', au point où elle est reçue sous la traverse à épaulement m'.

78, trous percés à l'extrémité externe de la pièce l'', pour la pose d'une brochette.

79, lame en cuivre, formant enfourchement, adaptée à l'une des extrémités de la pièce intermédiaire m''.

80, trou percé verticalement en travers des branches de la lame en cuivre 79.

81, trou percé à l'extrémité de la pièce intermédiaire m'', et recevant une cheville en fer.

82, chappe en cuivre adaptée à l'extrémité interne du bras n''.

83, trous pratiqués verticalement dans l'épaisseur du bras n'', pour le passage d'une brochette.

84, trou percé dans le support l', et destiné à recevoir la brochette qui passe dans l'un des trous 83.

85, trou percé horizontalement dans l'épaisseur du bras n" à son extrémité externe.

86, mortaise horizontale à l'extrémité postérieure de la longue chappe o".

87, trou percé dans la partie intermédiaire de la bascule p", pour la pose d'une brochette. *(Ce trou n'est pas visible dans les planches).*

88, trous dans l'épaisseur du plateau horizontal a, pour recevoir la brochette qui sert d'axe à la bascule p",

89, trous percés près du bord postérieur du plateau horizontal a, afin de donner l'obliquité convenable à la bascule p".

90, partie creusée en courbe à l'extrémité interne de la bascule p".

91, mortaise horizontale à l'extrémité externe de la chappe q".

92, entaille à la face postérieure de la joue r", près de son bord interne, destinée à recevoir l'extrémité du bras u".

93, entaille au bord antérieur de la joue t".

93 *bis*, trou percé dans toute la hauteur du bord antérieur de la joue t" pour le passage d'une corde.

94, trous percés dans l'épaisseur de la partie moyenne du bras u", pour la pose d'une brochette.

95, mortaise horizontal percée dans la partie moyenne du bras u".

96, trous percés dans l'épaisseur de l'extrémité postérieure du bras u", pour la pose d'une brochette.

97, trous percés verticalement dans l'épaisseur des tasseaux w", w".

98, trous percés verticalement à l'extrémité interne du bras y".

99, trous percés verticalement dans l'épaisseur de la partie moyenne du bras y", au point où il passe sous la traverse à épaulement g'.

100, trous percés verticalement dans l'épaisseur de la partie moyenne du bras y", au point où s'assemble l'arc de cercle *a.*

101, trou percé horizontalement à l'extrémité externe du bras y".

102, trou pratiqué à l'extrémité postérieure du plateau z".

103, trou percé verticalement dans l'épaisseur du plateau z", à son extrémité antérieure, près de son bord externe.

104, trous percés dans l'épaisseur du support e'.

105, trous percés dans l'épaisseur de la traverse à épaulement g', au-dessus de ceux 104 du support e'.

107, mortaise percée dans l'épaisseur de la planche *b.*

108, trous percés verticalement dans toute la hauteur de la planche *b.*

109, trous percés circulairement au pourtour de la console *c.*

110, trous percés dans la partie moyenne de la bascule *d.*

111, trou à l'extrémité antérieure de la bascule *d,* pour recevoir une cheville en fer.

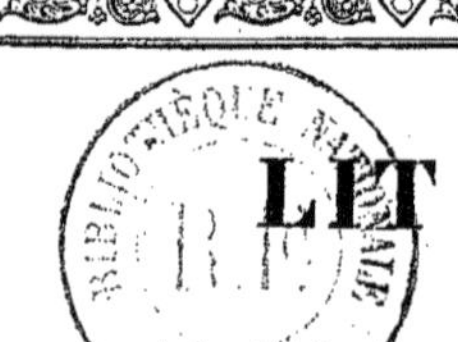

LIT ORTHORACHIDIQUE

POUR

UNE SCOLIOSE DOUBLE

AVEC INCURVATION DORSALE A GAUCHE, DORSALE ET LOMBAIRE A DROITE.

Explication des Planches 1, 2, 3, 4, 5, 6, 7 & 8.

Pl. Ire Plan du lit, vu en-dessus.

Pl. IIe Élévation géométrale de la partie droite du lit, prise de la ligne *A B.*

Pl. IIIe Elévation géométrale prise de la ligne *C D* et bornée à la ligne *G H.*

Pl. IVe Élévation géométrale de la partie gauche du lit, prise de la ligne *E F.*

Pl. Ve Détail du plateau c, vu en-dessus.

Pl. VIe Détail du plateau c, pris de la ligne *C D.*

Pl. VIIe Fig. 1.re Détail de la presse *h* pris de la ligne *A B.*

Fig. 2.e Détail de la presse s'', t'', u'', pris de la ligne *E F.*

Pl. VIIIe Fig. 1.re Détail de la presse *h,* pris de la ligne *I K.*

Fig. 2.e Détail de la presse s'', t'', u'', pris de la ligne *I K.*

Les mêmes lettres ou chiffres indiquent les mêmes objets dans toutes les Figures des huit Planches.

Nota. Pour l'explication des lettres A à L, voir la légende du *bâtis de lit pour le traitement des difformités en général*; pour la description des parties désignées par les lettres a à m' et les chiffres 1 à 47 voir le *lit orthorachidique.*

q", tasseau fixé sur le plateau c, parallèlement à son bord supérieur.

r", second tasseau fixé sur le plateau c, parallèlement à celui q".

s", joue inférieure de la presse fixée sur le plateau c.

t", joue intermédiaire de la presse qui s'applique sur la partie droite de la poitrine.

u", joue supérieure de la presse qui s'applique sur la partie droite de la poitrine.

v", w", tasseaux adaptés sur la face externe de la joue intermédiaire t". A leurs extrémités inférieures sont des galets qui roulent sur des axes. (Le tasseau w" n'est pas visible dans les planches).

x", coin adapté à l'extrémité interne du guide y", et destiné à soulever la joue s". Ce coin glisse sur le plateau c au moyen de galets adaptés sur sa face inférieure.

y", guide du coin x" présentant à son extrémité interne et sur ses faces latérales de légères entailles 87, 88, dans lesquelles se placent les lames en cuivre z", *a*.

z", *a*, lames en cuivre adaptées sur le guide y" et pénétrant, par leurs extrémités internes, dans les entailles du coin x".

b, *c*, montans dont les tenons inférieurs sont reçus dans les mortaises 92 et 93 du plateau c.

d, bras reçu entre les montans *b* *c*, et dont l'extrémité interne s'adapte à la partie supérieure de la joue u".

e, semelle en bois glissant sur le plateau c et dont l'extrémité interne agit sur la joue t".

f, bascule dont la partie moyenne est reçue par la brochette qui traverse le trou 100, et ceux 94 et 95 des montans *b* *c*.

g, enfourchement en cuivre fixé, ou moyen de rivés, à l'extrémité externe de la bascule *f*.

h, joue de la presse s'adaptant sur la partie antérieure latérale et un peu postérieure gauche de la poitrine.

i, enfourchement en cuivre adapté, au moyen de vis, sur la face externe de la joue *h*.

j, bascule reçue entre les montans *l*, *m*, destinée à guider la presse *h*.

k, arrêt en bois fixé sur la face supérieure de la bascule *j*.

l, *m*, montans destinés à supporter la bascule *j* et à guider la semelle *n*.

n, semelle reçue entre les montans *l*, *m* à l'extrémité interne de laquelle sont fixés les supports *o* *p*.

o, *p*, supports de la presse brisée *h*, adaptés à l'extrémité externe de la semelle *n*.

q, *r*, tasseaux fixés sur la face supérieure du plateau c de manière à guider les supports *o* *p*.

s, *t*, chappes verticales fixées sur les longues traverses mobiles G H, près des petits montans n n.

u, v, longues chappes fixées sur les pièces o u.

w, lévier adapté sur le cylindre r.

86, enfourchement au bord supérieur de la joue u" de la presse qui s'adapte sur la partie droite de la poitrine.

87, 88, légères entailles ménagées sur les faces latérales de l'extrémité interne du guide y", pour la pose des lames en cuivre z" et *a.*

89, mortaise dans la partie moyenne du guide y", pour recevoir l'extrémité externe du bras *d.*

90, trou percé horizontalement dans l'épaisseur du guide y", pour le passage d'une brochette destinée à fixer l'extrémité externe du bras *d.*

91, trou percé horizontalement dans l'épaisseur de l'extrémité externe du guide y", pour la pose d'une brochette destinée à y assembler l'enfourchement en cuivre *g.*

92, 93, mortaises pratiquées à la face supérieure du plateau c pour recevoir les tenons des montans *b, c.*

94, 95, trous percés horizontalement dans l'epaisseur des montans *b, c,* pour le passage d'une brochette.

96, 97 trous percés à la partie inférieure des montans *b, c,* pour la pose d'une brochette qui maintient et dirige l'extrémité externe de la semelle *e.*

(*Le trou 97 n'est pas visible dans les planches.*)

98, tenon à l'extrémité externe du bras *d,* au point où il pénètre dans la mortaise 89.

99, trou pratiqué horizontalement dans l'épaisseur de l'extrémité interne du bras *d* pour le passage d'une brochette.

100, trou percé horizontalement dans l'épaisseur de la partie moyenne de la bascule *f,* pour le passage de la brochette qui lui sert d'axe.

101, trous pratiqués dans l'épaisseur des branches de l'enfourchement en cuivre *f* pour le passage d'une brochette.

102, trou percé à l'extrémité interne de la bascule *f,* pour le passage d'une corde.

103, trou percé horizontalement dans l'épaisseur de la partie moyenne de la bascule *p,* pour le passage de la brochette qui lui sert d'axe.

104, trou percé horizontalement à l'extrémité externe de la bascule *p,* pour la pose d'une corde.

105, 106, mortaises pratiquées à la face supérieure du plateau c pour recevoir les tenons des montans *l, m.*

107, 108, trous percés horizontalement dans l'épaisseur des montans *l, m,* pour laisser passer une brochette qui supporte la bascule *p.*

109, 110, trous percés à la partie inférieure des montans *l, m,* pour recevoir la brochette qui sert de guide à la semelle *n.*

111, 112, mortaises pratiquées à la partie supérieure des chappes verticales *s t*, pour la pose de poulies.

113, 114, mortaises obliques dansl'é paisseur des longues chappes *u v*, pour la pose de poulies.

115, 116, trous percés dans l'épaisseur du cylindre r, pour recevoir les extrémités de deux cordes.

117, trou percé horizontalement dans l'épaisseur de la traverse o, pour la pose d'une brochette.

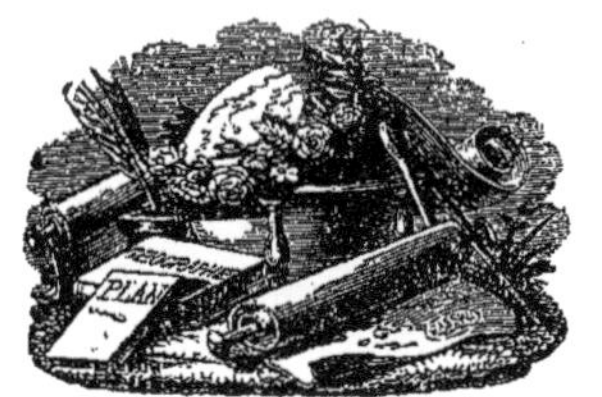

APPAREIL ORTHO-THORACIQUE

POUR

UN VICE DE CONFORMATION

DU THORAX,

FORMÉ PAR LES CARTILAGES DES 2e, 3e, 4e ET 5e COTES STERNALES.

Explication des Planches 1, 2 & 3.

PL. I.re, Plan de l'appareil, vu en dessus.

PL. II.e, FIG. 1.re, Élévation géométrale prise de la ligne *A B*.

FIG. 2.e, Elévation géométrale prise de la ligne *C D*.

PL. III.e, FIG. 1.re, Elévation géométrale prise de la ligne *E F*.

FIG. 2.e, Élévation géométrale prise de la ligne *G H*.

Les mêmes lettres ou chiffres indiquent les mêmes objets dans toutes les Figures des trois Planches.

A, B, bandes en acier mobiles sur l'axe q.

a, b, plaques en acier terminant les extrémités antérieures des bandes A B.

c, trou percé à l'extrémité postérieure de la bande A.

d, bouton à vis reçu dans le trou c.

e, lame en acier fixée sur la face externe de la bande A.

f, console en bois adaptée sur la lame en acier e.

g, trou percé à l'extrémité postérieure de la bande B.

h, bouton à vis reçu dans le trou g.

i, mortaise pratiquée dans la largeur de la bande B.

k, l, consoles en acier fixées sur les faces latérales et externes de la mortaise i.

m m, n n, o o, trous percés verticalement dans l'épaisseur des deux consoles k l.

q, brochette en fer unissant les bandes A B.

1, 2, mortaises pratiquées sur le bord des plaques a b et parallèlement à leur petit diamètre.

3, 4, 5, mortaises pratiquées sur le bord des plaques a b et parallèlement à leur grand diamètre.

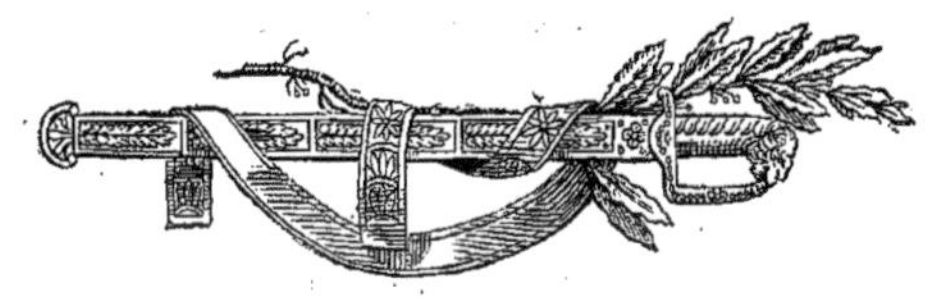

APPAREIL ORTHO-PELVIEN,

POUR

UNE DÉVIATION LATÉRALE DU BASSIN.

Explication des Figures des Planches 1, 2, 3, 4, 5, 6, 7 & 8.

PL. 1.re Plan du lit, vu au-dessus.

Pl. 2.e Elévation géométrale prise de la ligne *A B.*

Pl. 3.e Élévation géométrale prise de la tête du lit, ou de la ligne *C D.*

Pl. 4.e Élévation géométrale prise de la ligne *E F.*

Pl. 5.e Elévation géométrale prise du pied du lit, ou de la ligne *G H.*

Pl. 6.e Fig. 1.ère Plan, vu au-dessus, du régulateur de la ceinture.

Fig. 2.e, Élévation géométrale du régulateur de la ceinture, prise de la ligne *I K.*

Pl. 7.e Fig. 3.e, élévation géométrale du régulateur de la ceinture, prise de la ligne *L M.*

Fig. 4.e Plan, vu en-dessous, du régulateur de la ceinture.

Pl. 8.e Fig. 1.ère Détail du coussin, vu en dessus.

Fig. 2.e Détail du coussin, vu de côté.

Fig. 3.e Détail du sous-cuisse

Les mêmes lettres ou chiffres indiquent les mêmes objets dans toutes les Figures des huit Planches.

Nota. Pour l'explication des pièces désignées par les lettres **H**, **P**, **T**, A à A' et à *A R'*, voir la légende *du lit mécanique* comprise dans notre ouvrage intitulé : *Essai et observations sur la manière de réduire les luxations spontanées ou symptômatiques de l'articulation ilio-fémorale ; Méthode applicable aux luxations congénitales et aux luxations anciennes par cause externe.*

Z, a', b' c', Consoles fixées par des vis sur les traverses *Z A'*.

d' e', Longues barres reçues par les enfourchemens 5 , 6 , 7 et 8.

f', Plateau circulaire.

g' g', Forts tasseaux qui servent de guide au plateau circulaire f'. Ils sont fixés, au moyen de vis, sur la face inférieure de ce plateau.

h', Trou circulaire percé au centre du plateau f'.

i', Pièce en bois reçue dans le trou circulaire h'

k', Planche mobile supportant le guide cintré des branches de la croisie mobile.

l' m', Branches en bois de la croisie mobile.

n', o', Pièces en bois fixées transversalement aux extrémités de la planche mobile k'.

p', Guide cintré des branches de la croisie mobile.

q', Petite pièce en bois partageant en deux portions la partie mortaisée du guide cintré p'.

r', r', r' r', Galets supportant la planche mobile k' et facilitant son mouvement de rotation.

s', s', Cubes en cuivre, chargés de poids, supportés par la partie supérieure des branches de la croisie mobile.

w', Traverse fixée au niveau supérieur de porte-sangles *I.' J'*.

e" f", Longues chappes verticales fixées sur la face intérieure de la traverse *A'*.

g" h" Léviers reçus dans les enfourchemens 42 et 43 des longues chappes verticales e" f".

i", j", Cubes en cuivre, armés de poids, garnissant les léviers g" h".

k", l" Petits supports fixés en contrehaut de la traverse *A'*, sur les faces internes des montans *V*, *X*.

m", m", Chappes en cuivre adaptées au sommet des petits supports k", l".

n", n", Chappes en bois adaptées sur les faces intérieures des montans *V*, *X*.

o", Petite chappe en bois fixée sur la traverse w'.

p". Support vertical fixé sur la face extérieure de la traverse *A'*.

q", Lévier reçu dans l'enfourchement 46 du support vertical p".

r", Poids dont le lévier q" se trouve chargé.

s", Traverse fixée sur la face intérieure des montans *T. U.*

t" Chappe placée obliquement sur la traverse s".

u", Support fixé sur la face extérieure de la traverse *Y.*

v", Lévier reçu dans la mortaise 48 du support u".

w", Console en bois, fixée sur la face supérieure de la longue barre d'.

x", Poids dont le lévier v" se trouve chargé.

y", Traverse fixée d'une part sur la longue traverse *F'* et de l'autre sur la longue barre d'.

z" Console en bois fixée sur la face supérieure de la longue barre e'.

5, 6, 7, 8, Enfourchemens à la partie supérieure des consoles Y, a', b', c'.

9, 10, Entailles, au pourtour du plateau circulaire f', de la longueur de l'écartement des longues barres d' e'.

11, Feuillure au pourtour du trou circulaire h'.

12, 13, 14, 15, Entailles également espacées, ménagées sous la face inférieure de la pièce en bois i'.

16, 17, 18, 19, Plaques en cuivre adaptées, au moyen de vis, au-dessus des entailles 12, 13, 14 et 15.

20, Mortaise pratiquée dans la partie moyenne de la planche k'.

21, Trou percé horizontalement dans toute la largeur de la planche k', pour la pose d'une brochette.

22, 23, Trous percés aux extrémités, et de dehors en dedans, des pièces en bois n' o'.

24, 25, 26, 27, Trous dirigés obliquement aux extrémités de la planche mobile k'.

28, 29, Mortaises pratiquées sur la face supérieure de la planche mobile k', pour recevoir les tenons du guide cintré p',

30, 30, Partie moyenne des branches de la croisie mobile.

31, 31, Partie inférieure des branches de la croisie mobile.

32, 32, Trous percés aux extrémités inférieures des branches de la croisie mobile.

33, 33, Trois trous percés dans la partie centrale des branches de la croisie mobile destinés au passage d'une longue brochette.

34, 34, Partie supérieure des branches de la croisie mobile.

42, 43, Enfourchemens à la partie supérieure des longues chappes verticales e'' f''.

44, Trous percés à la partie inférieure des léviers g'' h'', pour le passage d'un cordeau.

45, Mortaise de la petite chappe en bois o''.

46, Enfourchement à la partie supérieure du support p''.

47, Mortaise de la chappe oblique t''.

48, Enfourchement à la partie supérieure du support u''.

49, 50, Mortaises des consoles en bois w'' z''.

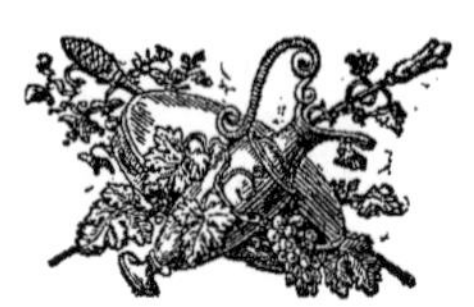

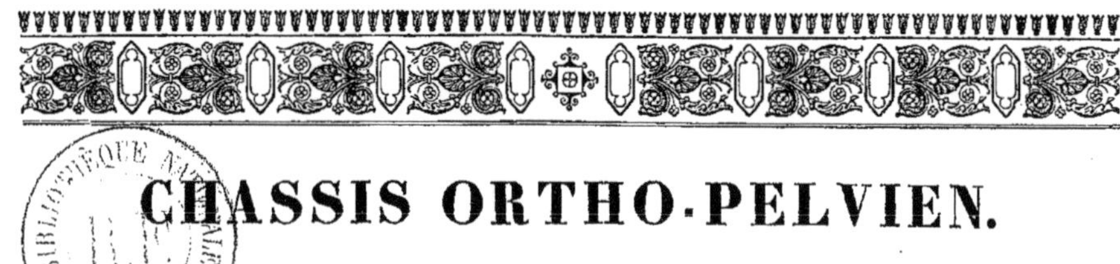

CHASSIS ORTHO-PELVIEN.

Explication des Figures des Planches 1 & 2.

Pl. 1.re Fig. 1.ère Plan, vu en-dessus.

Fig. 2.e Elévation géométrale prise de la ligne *A. B.*

Pl. 2.e Fig. 3.e Elévation géométrale prise de la ligne *C D.*

Fig. 4.e Élévation géométrale prise de la ligne *E F.*

Fig. 5.e Détail des crémaillères N et O.

Les mêmes lettres ou chiffres indiquent les mêmes objets dans toutes les Figures des deux Planches.

A, B, barres latérales de la base du châssis ortho-pelvien.

C, D, traverses de la base du châssis ortho-pelvien.

E, F, pièces en bois adaptées sur la face supérieure des barres latérales A B.

G, H, branches latérales du châssis mobile.

I, traverse du châssis mobile.

J, K, L, M, tasseaux fixés sur la face supérieure de la traverse C.

N, O, crémaillères dont l'extrémité inférieure est reçue dans l'intervalle laissé entre les tasseaux J K et L M.

P, Q, R, S, montans dont les tenons inférieurs sont reçus par les mortaises 9, 10, 11 et 12. Ces montans supportent un châssis supérieur.

1, 2, tenons aux extrémités des pièces en bois E F.

3, 4, enfourchemens aux extrémités inférieures des branches latérales G H.

5, 6, entailles inférieures des crémaillères N, O.

7, 8, entailles supérieures des crémaillères N, O.

9, 10, 11, 12, mortaises pratiquées dans la face supérieure des barres latérales A B, pour recevoir les tenons des montans P, Q, R et S.

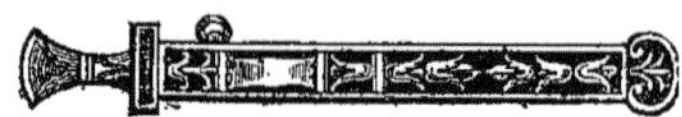

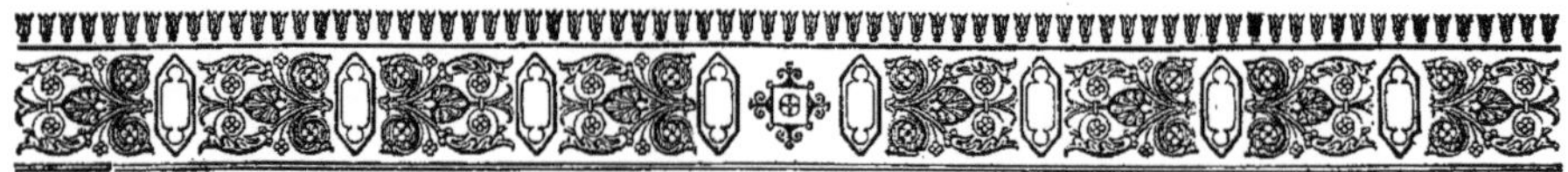

LIT ORTHO-PELVIEN

POUR

RENVERSEMENT LATÉRAL ET TORSION DU BASSIN,

AVEC INCURVATION

ET TORSION DU RACHIS, ETC.

Explication des Planches 1, 2, 3, 4, 5, 6 & 7.

Pl. 1.re Plan du lit, vu en dessus.
Pl. 2.e Elévation géométrale prise de la ligne *A B.*
Pl. 3.e Elévation géométrale prise de la tête du lit, ou de la ligne *C D.*
Pl. 4.e Elévation géométrale prise de la ligne *E F.*
Pl. 5.e Elévation géométrale prise du pied du lit, ou de la ligne *G H.*
Pl. 6.e Fig. 1.re Plan du châssis cintré, vu en dessus.
Fig. 2.e, Coupe du châssis cintré, prise de la ligne *A B.*
Pl. 7.e Fig. 3.e, Elévation du croissant k, prise de la ligne *C D.*
Fig. 4.e, Elévation du châssis cintré, prise de la ligne *E F.*
Fig. 5.e, Vue de la plaque p et de la vis à oreille q, prise de face.
Fig. 6.e, Vue de la plaque p et de la vis à oreille q, prise de côté.

Les mêmes lettres ou chiffres indiquent les mêmes objets dans toutes les Figures des sept Planches.

Nota. Pour l'explication des pièces désignées par les lettres **H**, **P**, **T**, A à A' et *A* à *B'*, voir la légende du *Lit mécanique* comprise dans notre ouvrage intitulé : *Essai et observations sur la manière de réduire les luxations spontanées ou symptomatiques de l'articulation ilio-fémorale ; Méthode applicable aux luxations congénitales et aux luxations anciennes par cause externe.*

D, châssis carré posé à l'intérieur du châssis cintré j, k, l, m et n.
F, châssis reçu dans l'intervalle compris entre le croissant k et le châssis **T**.
a, b, patins qui maintiennent l'écartement des châssis **T** et **P**.

c, d, planches transversales reposant sur les patins a, b. La planche d est fixée sur la face interne des montans V X du châssis **P**.

e, f, barres destinées à maintenir l'écartement de la partie supérieure des planches transversales c d.

g, barre maintenant inférieurement l'écartement des planches transversales c d.

h, i, coursiers cintrés adaptés, au moyen de vis, sur les faces internes des planches transversales c, d.

j, k, croissans reçus sur les galets des coursiers cintrés h i.

l, m, traverses destinées à maintenir l'écartement de la partie supérieure des croissans j k.

n, traverse adaptée dans des entailles faites à l'axe de la partie inférieure des croissans j k.

o, p, plaques en fer reçues dans des entailles faites au centre des planches transversales cd.

q, q, vis à oreilles reçues dans les plaques en fer o p, et destinées à fixer le châssis cintré j, k, l, m et n.

r, r, plaques sur lesquelles les vis à oreilles q q exercent leur pression.

s, s, hausses adaptées sur la face supérieure des traverses l et m.

t, t, u, u, supports adaptés aux angles du châssis carré **D**. Leurs extrémités se terminent à l'à-plomb des longues traverses mobiles F' G'.

v, v, supports adaptés aux angles du châssis **F**, vers le croissant k.

x, longue traverse adaptée sous la face inférieure de la tête du châssis **F**.

y, y, chappes fixées sur la face interne des montans T U.

t', u', longs coussinets fixés sur les longues barres assemblées sur les traverses Y, A'.

v', x', longs coussinets, vers la tête du lit, fixés sur les longues barres assemblées sur les traverses Y', A'.

y', z', cylindres dont les tourillons sont reçus par les coussinets t', u', v' et x'.

a", b", c", d", liens en bois, fixés par leurs extrémités internes sur les longues barres qui traversent le lit de la tête au pied, et par leurs extrémités externes sur les longues traverses mobiles F', G'.

1, 1, 2, 2, 3, 3, 4, 4, entailles faites dans l'épaisseur des coursiers cintrés h i, pour recevoir des galets destinés à mobiliser les croissans j k.

35, 35, trous percés diamétralement dans l'épaisseur des cylindres y' z', à trois pouces quatre lignes des coussinets t', x'.

36, 36, trous percés diamétralement dans l'épaisseur des cylindres y', z', très près des coussinets u', v'.

37, 37, trous percés dans l'épaisseur des coussinets t', x', pour le passage de brochettes.

38, 39, 40, 41, longues mortaises percées de haut en bas dans les liens en bois a", b", c", d".

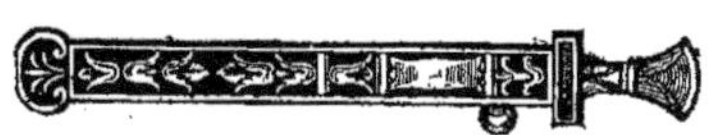

GOUTTIÈRE ARTICULÉE

POUR UNE FLECTION

DE LA JAMBE SUR LA CUISSE,

AVEC RAIDEUR DE L'ARTICULATION.

Explication des Planches 1, 2 & 3

Pl. 1.re Vue de face, ou prise par devant, avec le détail des clefs supérieure et inférieure.

Pl. 2.e Fig. 1.re, Vue prise par derrière.
Fig. 2.e, Vue prise du côté de l'alonge G.

Pl. 3.e Vue prise au côté de l'alonge F, avec le détail des clefs supérieure et inférieure.

Les mêmes lettres indiquent les mêmes objets dans toutes les Figures des trois Planches.

A, étrier en acier, dont la partie moyenne et inférieure est logée entre les deux semelles du talon d'un brodequin.

B, C, tiges qui forment les deux parties latérales de l'étrier A.

D, E, lames en acier, recues dans les enfourchemens des tiges latérales B, C; où elles forment des articulations.

F, G, alonges en acier dont la partie inférieure s'adapte sur les mortaises des lames D E, au moyen des pièces H I, ce qui donne la facilité d'augmenter ou de diminuer la hauteur de l'appareil.

H, I, pièces formant des épaulemens aux extrémités inférieures des alonges F G de manière à pénétrer dans les mortaises des lames D E, où elles sont maintenues au moyen d'écrous.

J, vis sans fin, reçue par des coussinets formés sur les rives à droite et à gauche de l'alonge F.

K, lame supérieure unie à l'alonge G au moyen d'une vis, avec écrou denté.

L, lame adaptée à charnière à la partie supérieure et latérale interne de l'alonge F.

M, coulisse, ou pièce triangulaire, avec ouverture en arc de cercle qui guide le mouvement circulaire de la lame L ; cette coulisse forme inférieurement engrenage sur la vis sans fin adaptée à la partie supérieure de l'alonge F.

La pièce M reçoit l'extrémité d'une chaîne à la vaucanson, qui se lie avec le ressort, semblable à celui d'un fusil, adapté sur la face externe de la lame L.

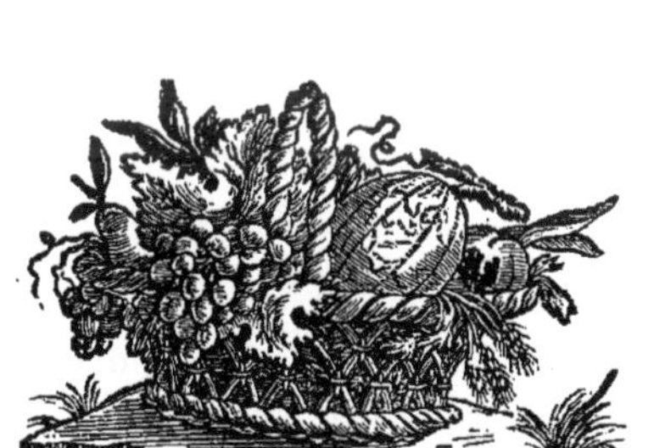

MACHINE DE SCARPA.

Explication des Figures des Planches 1 & 2.

PL. 1.re, FIG. 1.re, Vue de la machine de Scarpa, prise sur le côté.
FIG. 2.e, Détail du moyen d'union des plaques perpendiculaire et parabolique
PL. 2.e, Application de la machine de Scarpa.

Les mêmes lettres indiquent les mêmes objets dans toutes les figures des deux planches.

a, a. Plaque parabolique du talon.
b, b. Semelle mince en cuir.
c, c. Cordons qui unissent la semelle en cuir, sur le dos du pied.
d. Courroie garnie qui lie la plaque parabolique du talon au cou du pied.
e. Point d'appui avec la vis destinée à fixer la plaque horizontale à la parabolique d talon.
f. Courroie qui unit l'extrêmité postérieure de la plaque horizontale au côté intern de la parabolique du talon. Pour cet effet, un petit clou s'élève sur le côté intern de la plaque parabolique.
g. Courroie garnie destinée à unir la pointe du pied avec l'extrêmité antérieure de l plaque horizontale.
h. Plaque horizontale.
i. Union mobile de l'extrêmité inférieure de la plaque perpendiculaire avec le cô externe de la parabolique du talon.
k. Plaque perpendiculaire.
l, m. Deux segmens de lame d'acier garnis et munis d'une vis et d'une double courroi
n, n. Vis des segmens , m, pour servir de point d'appui à la plaque perpendiculaire.
o, o, Courroies adaptées aux extrêmités des segmens l, m.
p. Coussinet mou, en toile.
q. Moyen d'union entre l'extrêmité inférieure de la plaque perpendiculaire avec côté externe de la parabolique du talon.

INSTRUMENS DE DELPECH

EMPLOYÉS AU TRAITEMENT DES PIEDS-BOTS.

Explication des Figures des Planches 1 & 2.

PLANCHE 1.re.

FIG. 1. Appareil propre au *pes equinus*.

a, Chausson lacé, dont la semelle est forte au milieu, et parée aux deux bouts.

c, Point de jonction du demi-bas et du chausson a qui lui est inférieur. Le demi-bas se lace comme le chausson.

d, d, large courroie, cousue à la semelle sur le sommet du talon. Cette courroie se boucle en passant sur le cou-de-pied.

e, étrier, ou pièce d'acier cambrée, assujétie à la semelle au moyen de rivures au milieu respectif de ces deux pièces.

f, nœud dans lequel s'articulent ensemble, l'oreille de l'étrier et le barreau g g.

g, g, barreau.

h, fusée qui tourne sur son axe au moyen d'une clef, et que l'on peut placer plus haut ou plus bas dans une série de trous pratiqués pour cet usage au barreau g g.

i, i, i, lévier, dont le point d'appui est dans la vis même de l'articulation de l'étrier avec le barreau : ce lévier, par son bras inférieur, s'arrête à divers degrés d'inclinaison, par une vis, à l'étrier, où est la résistance ; il est repoussé en arrière, dans son bras supérieur, par la fusée qui fait sa puissance.

k k, berceau élastique tenant au barreau, et destiné à fixer la partie supérieure de l'appareil autour de la jambe, par trois jarretières à boucle.

Lorsque cet appareil est en place, le jeu de la fusée, en repoussant en arrière le bras supérieur du lévier, ramène en devant en en haut la pointe du pied, et, par conséquent, applique une extension permanente au tendon d'Achille. Cependant, rien ne borne en arrière ce mouvement du lévier : en sorte que, une galoche étant appliquée par dessus le chausson, et le malade se livrant à la marche, le poids du corps ajoute réellement à l'extension. Les variations de la situation de la fusée et du point d'attache inférieure du lévier, font varier la force de son action.

FIG. 2.e Appareil plus simple que celui de la fig. 1.re et capable d'exercer un effort élastique, propre à ramener la pointe du pied en dehors, dans le cas où la difformité n'est pas grande, et surtout ceux où l'extension des muscles courts ou contracturés, est accompagnée de douleurs vives, et qu'il serait dangereux d'accroître.

a, a, a, talonnière, ou demi-soulier, dont la semelle est forte au milieu et parée aux deux extrêmités, et qui se termine par deux oreilles et des cordons qui s'attachent sur le cou-de-pied.

b, étrier d'acier, dont la partie moyenne est attachée par trois rivures, au milieu de la semelle et entre les cuirs.

c, boutons, pour fixer une large courroie, comme celle dd de la fig. 1.re, propre à assujettir solidement tout l'appareil, en appuyant sur le coup-de-pied. Les boutons sont portés par les deux oreilles de l'étrier b, déviées, de manière à ne pas appuyer sur les bords du pied.

d, barillet contenant un ressort-spirale, dont la tension peut être augmentée par une clef. La circonférence du cylindre au tambour du barillet, est percée pour recevoir l'extrêmité du barreau e, e, taillée en dent de clef.

e, e, barreau reçu par les jarretières ff.

f, f, jarretières à boucle, destinées à fixer le barreau contre la jambe.

g, opercule ou couvercle du barillet.

Le nombre de tours, de gauche à droite, que l'on fait décrire au barreau, avant de le fixer sur la jambe, détermine le degré de tension que l'on exerce sur le tendon d'Achille : on peut l'accroître encore, par le moyen de la clef, l'appareil étant en place.

FIG. 3.e Vue de l'étrier seul, avec les deux oreilles, et la place des trois rivures à la partie moyenne.

i, douille dormante, percée dans sa longueur, pour recevoir un barreau dans la forme de celui marqué e e, fig. 2.e.

k, bouton destiné à fixer la large courroie, passant sur le cou-de-pied, comme celle d, fig. 1.re.

Ce mode d'articulation de l'étrier et du barreau est préférable, quand on a à produire une inclinaison du pied médiocre et fixe.

FIG. 4.e Autre mode d'articulation du barreau et de l'étrier.

l, moitié de l'étrier.

m, bout inférieur du barreau.

n, écrou à capuchon, qui arrête le point d'articulation.

o, fente en arc de cercle, pratiquée dans le prolongement inférieur du barreau, et faisant office de registre, au moyen d'une vis attachée à l'étrier, et dont la pression fixe le barreau au degré d'inclinaison que l'on veut.

p, bouton qui sert d'attache à une large courroie, semblable à celle marquée d, d, fig. 1.re.

PLANCHE 2.e

Fig. 1.re Instrument très puissant, et qui a triomphé des plus grandes difficultés que l'on puisse rencontrer, pour dérouler le pied porté au plus haut degré d'enroulement en dedans.

a, a, a, demi-soulier, dont la semelle est forte au milieu et parée aux deux bouts : cette demi-chaussure est terminée, en devant, par des oreilles à cordons.

b, boutonnière horizontale percée dans les oreilles à cordons.

c, oreille de l'étrier.

d, bouton pour la large courroie du cou-de-pied, et, au dessus, une vis horizontale pour son articulation avec un barreau.

e, e, double cintre qui prolonge supérieurement l'oreille de l'étrier, et qui doit servir de point d'appui au barreau.

f, f, boîte, fixée par deux clous à vis sur l'étrier, et contenant une mécanique mise en jeu par deux vis à clef.

g, g, clous à vis qui fixent la boîte f, f.

h, h, vis à clef, l'une verticale, l'autre horizontale. La dernière est élevée ou abaissée, à travers la fente qui lui donne passage, par le jeu de la première.

i, i, rames d'acier, portant chacune un bouton et sortant de la boîte : leur direction peut être variée à l'infini, par le jeu combiné des deux vis. L'extrémité large de ces rames fixe, par ses boutons, des courroies, dont une embrasse la partie antérieure du pied, derrière l'articulation métatarsienne du gros orteil, et l'autre embrasse obliquement le talon, cousue sur un bas lacé de peau de chevreau. Ces rames sont mues par une force suffisante pour entraîner les deux extrémités du pied, en sens opposé de ce qui constitue la difformité.

Fig. 2.e Vue intérieure de la boîte à rames, ouverte.

k, caisse de la boîte.

l, l, chevalets pratiqués sur les parois des extrémités de la boîte, pour servir de point d'appui aux léviers que les rames représentent.

m, m, rames avec leur bouton.

n, n, brisures ou charnières des rames, ce qui leur permet des mouvemens en sens horizontal.

o, point de croisée des deux rames l'une sur l'autre.

p, vis qui, après avoir traversé les deux rames, se fixe par un écrou, que l'on ne peut voir, sur le dé mobile q, que la vis verticale traverse, un peu plus à gauche.

q, dé mobile.

r, vis qui, après avoir traversé le dé, se fixe à la paroi inférieure de la boîte.

s, écrou qui fixe la vis r.

t, opercule, ou couvercle de la boîte, qui s'attache au fond de cette dernière par quatre vis.

u, fente longitudinale dans l'opercule, pour permettre les variations de la vis horizontale, qui suit tous les mouvemens imprimés au dé par la vis verticale.

La boîte étant fermée, son couvercle complète la fenêtre par laquelle les rames sortent de la boîte ; et les quatre côtés de ces ouvertures font tour-à-tour, et au besoin, office de chevalet, ou de point d'appui, dans les fonctions de lévier auxquelles les rames sont destinées. Ainsi, en tournant la vis horizontale comme pour la faire avancer, on amène en dehors le bout intérieur des rames; par conséquent, leur bout extérieur se porte en dedans. Une inclinaison contraire est opérée par la marche inverse de la même vis. De même, en tournant la vis verticale dans le sens ordinaire, on élève le dé, avec lui la vis horizontale et le bout intérieur des rames; par conséquent, on incline en bas le bout extérieur de celles-ci, et *vice versâ*. Ces quatre mouvemens cardinaux peuvent être diversement combinés; combinaisons qui peuvent donner tous les angles et l'équivalent de toutes les lignes courbes possibles. Or, l'enroulement du pied qui constitue les pieds-bots, surtout l'intérieur, présente l'image d'une ligne courbe composée; c'est-à-dire, un arc, dont le rayon forme un angle aigu avec l'horizon : les rames peuvent être amenées à ce degré de courbure inclinée, de manière à se conformer entout à la disposition du pied; et, à partirde ce point, elles peuvent exercer l'extension sur les deux extrémités du tarse et du métatarse, en agissant toujours selon la perpendiculaire des surfaces qui supportent l'effort. La masse entière du pied peut être ramenée en même tems en dehors, comme il est toujours nécessaire en pareil cas, par le moyen de la pièce.

Fig. 3.e Vue du barreau qui reçoit dans son ouverture inférieure la vis horizontale de l'oreille de l'étrier, fig. 1.re, où il est arrêté.

v, ouverture inférieure du barreau.

x, écrou à capuchon qui arrête le barreau sur la vis décrite.

y, y, jarretières à boucles servant à ramener et fixer l'extrémité supérieure du barreau contre la jambe : alors, il fait l'office d'un lévier du premier genre, et prend son point d'appui sur le double ceintre e, e, de l'oreille de l'étrier, fig. 1.re. Ce point d'appui, disposé en éventail, permet des variations considérables du barreau en devant et en arrière, afin que le malade puisse se livrer à la marche. Ainsi, l'on conçoit qu'aussitôt que la région plantaire est assez ramenée vers le sol, on peut ajouter, par la résistance de ce dernier, une nouvelle puissance de restauration ; et l'on peut accélérer le moment d'utiliser ce dernier secours, en ajoutant aux moyens qui viennent d'être décrits l'emploi d'un barreau brisé, et mis en mouvement dans le sens horizontal, par un ou deux limaçons. On sent bien, au reste, que pour marcher, il faut ajouter à tous ces appareils une chaussure. Nous employons une galoche, qui ne prend ou ne couvre que la pointe du pied et le talon, et dont la surface inférieure est plane. L'expérience nous a démontré d'ailleurs, que, dans tous les cas de cette espèce, il bien préférable d'adapter le barreau à la jambe par le berceau élastique représenté, planche 1.re, fig. 1, k, k, plutôt que par les jarretières communes.

Fig. 4. Mécanisme intérieur d'une chaussure qui nous a servi à effacer la cambrure constante du pied sur son bord interne, par l'effet d'une paralysie des muscles de la région externe de la jambe.

La semelle est seule représentée dans cette figure, pour plus de facilité dans l'explication. Elle est composée de deux parties, articulées et mobiles au moyen d'un axe vertical, dans le point correspondant à l'articulation de l'os astragale et du scaphoïde. La pièce antérieure porte, à l'une de ses extrémités, un quart de cercle denté, et la postérieure, une vis sans fin, noyée horizontalement, et maintenue par deux coussinets, cette vis engrene la denture décrite du quart de cercle, et affleure par son extrêmité carrée la tranche de la semelle. Une clef imprimant le mouvement de rotation à la vis sans fin, fait former aux deux parties de la semelle un angle plus ou moins ouvert, en dedans ou en dehors. La partie antérieure de la semelle est brisée par une charnière, établie dans toute sa largeur et fixée au moyen de vis ; cette charnière facilite le mouvement du pied ou la marche. Un barreau devint nécessaire pour fixer la totalité du pied en dehors, et il fut fort aisé de l'adapter à cette chaussure, le simple examen des planches dressées indiquera d'ailleurs les moyens que l'on dût préférablement employer dans ce cas, afin de fixer convenablement le barreau à la jambe.

Fig. 5. L'appareil que nous venons de décrire, au moyen d'une légère variation, nous a servi à redresser des pieds enroulés en dedans, que des instrumens mal combinés avaient blessés. Une plaie avait été faite, par une trop forte pression, vis-à-vis l'extrémité antérieure du plus gros os du tarse ou calcaneum : il fallut éviter désormais des cicatrices, que la moindre pression suffisait pour rouvrir. En inclinant de côté la noix de l'articulation de cette machine, il s'ensuit que, dans une inclinaison latérale, les deux pièces de la semelle forment entre elles un angle saillant en dessus, et, dans l'inclinaison contraire, un angle rentrant. Cette combinaison donne précisément celle de l'enroulement du pied, et de son déroulement. Il ne s'agit donc plus que de chausser le pied dans la première de ces deux attitudes, et de placer du côté concave un point d'attache pour une courroie, qui, agissant sur la malléole externe, en fait le point de contre-tirage propre à suppléer au point d'appui du bord externe, devenu impraticable. Les difficultés de ce cas, et les ressources qu'il a fallu créer, sont propres à montrer quelle prodigieuse variété cette sorte d'affections peut exiger.

(De l'Orthomorphie, par Delpech.)

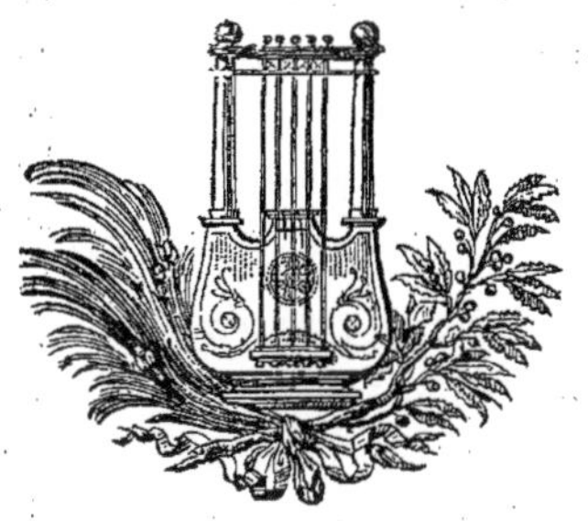

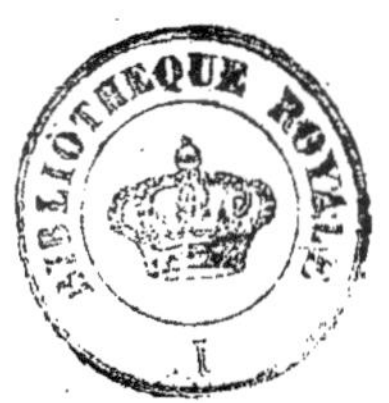

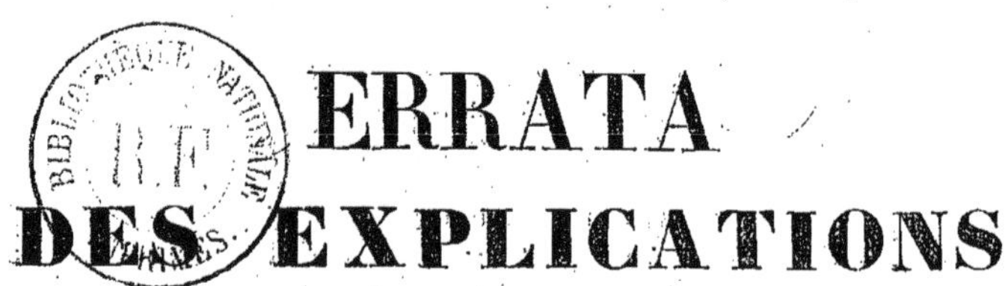

ERRATA DES EXPLICATIONS

DES

FIGURES ET PLANCHES.

TABLE.

Pages.	Lignes.	
4	25	DIEPICILE *lisez :* DIFFICILE.
6	7	(aux numéros d'ordre). 3 *lisez :* 33.

MESURES OBTENUES PAR L'HYBOMÈTRE.

2	3	extrêmité *lisez :* extrémité.
ibid.	4	extrêmité *lisez :* extrémité.
ibid.	7	extrêmité *lisez :* extrémité.
ibid.	14	extrêmité *lisez :* extrémité.

PIÈCES EN CUIR A PLACER SOUS LE CORSET ORDINAIRE, POUR UNE INCURVATION A GAUCHE.

1	7	incnrvation *lisez :* incurvation.

LIT POUR UNE SCOLIOSE SIMPLE, OU LIT ORTHORACHIDIQUE POUR UNE INCURVATION LATÉRALE DROITE DU RACHIS (*RÉGION DORSALE*).

3	29	longerine de bordage *lisez :* longuerine de bordage

ages. Lignes

LIT ORTHORACHIDIQUE
POUR UNE DOUBLE INCURVATION
DU RACHIS,
(LATÉRALE DROITE DE LA RÉGION DORSALE, LATÉRALE GAUCHE DE LA
RÉGION LOMBAIRE).

2	18	et les diriger *lisez*: et les dirigent

HYBOMÈTRE.

5	5	frises à droite *lisez*: frise à droite
4	22	mobilies *lisez*: mobiles
id.	33	cousier des lames, *lisez*: coursier des lames,
5	16	se pensent *lisez*: se posent

LIT ORTHORACHIDIQUE
POUR UNE SCOLIOSE DORSALE AVEC INCURVATION TRÈS-FORTE A GAUCHE.
REDRESSEMENT DE LA TÊTE
AU MOYEN DU CASQUE.

1	16	lit arthorachidique, *lisez*: lit orthorachidique,

FAUTEUIL ORTHORACHIDIQUE
POUR UNE SCOLIOSE DOUBLE AVEC INCURVATION
DORSALE A GAUCHE,
DORSALE ET LOMBAIRE
A DROITE.

5	18	mortaise horizontal *lisez*: mortaise horizontale

GOUTTIÈRE ARTICULÉE
POUR UNE
FLEXION DE LA JAMBE SUR LA CUISSE,
AVEC RAIDEUR
DANS L'ARTICULATION.

1	2	POUR UNE FLECTION *lisez*: POUR UNE FLEXION

Pages	Lignes.	

INSTRUMENS DE DELPECH
EMPLOYÉS AU TRAITEMENT
DES
PIEDS-BOTS.

Pages	Lignes.	
2	17	coup-de-pied *lisez* : coude-pied
4	38	double ceintre *lisez* : double cintre
5	30	l'on dût *lisez* : l'on dut

FIN DE L'ERRATA

DES EXPLICATIONS DES FIGURES ET PLANCHES.

www.ingramcontent.com/pod-product-compliance
Ingram Content Group UK Ltd.
Pitfield, Milton Keynes, MK11 3LW, UK
UKHW020149200726
13856UKWH00003B/904